Carl-Auer

*In der Geschichte der Hypnose gibt es zahllose Berichte
über die negativen Erfahrungen von Praktikern,
die sich durch den Sirenengesang von wundersamen
Heilungen zum Größenwahn haben verleiten lassen.
Ich widme dieses Buch meiner klugen und geschätzten Frau
Marilyn, die für mich immer der Anker war,
der meine Füße am Boden hielt, während mein Kopf
im Himmel weilte.*

Dabney M. Ewin

101 Dinge, die ich gern gewusst hätte, als ich anfing, mit Hypnose zu arbeiten

Aus dem Englischen von
Theo Kierdorf und Hildegard Höhr

Vierte Auflage, 2024

Umschlaggestaltung: Uwe Göbel
Redaktion: Nicola Offermanns
Satz: Verlagsservice Hegele, Heiligkreuzsteinach
Printed in Germany
Druck und Bindung: CPI books GmbH, Leck

MIX
Papier | Fördert gute Waldnutzung
FSC® C083411

CPI klimaneutral
Mehr Bäume. Weniger CO_2

Vierte Auflage, 2024
ISBN: 978-3-89670-786-4

Das Original erschien unter dem Titel
"101 things I wish I'd known when I started using hypnosis".

Bibliografische Information der Deutschen Nationalbibliothek:
Die Deutsche Nationalbibliothek verzeichnet diese Publikation in der Deutschen Nationalbibliografie; detaillierte bibliografische Daten sind im Internet über http://dnb.d-nb.de abrufbar.

Informationen zu unserem gesamten Programm, unseren Autoren und zum Verlag finden Sie unter: **https://www.carl-auer.de/**.
Dort können Sie auch unseren Newsletter abonnieren.

Carl-Auer Verlag GmbH
Vangerowstraße 14 • 69115 Heidelberg
Tel. +49 6221 6438-0 • Fax +49 6221 6438-22
info@carl-auer.de

Inhalt

Vorwort zur deutschen Ausgabe

Seit meiner Schulzeit sammle ich einerseits Sprüche und Aphorismen und andererseits Witze. Der aus Tschechien stammende Aphoristiker Gabriel Laub sagt: »Es gibt gute politologische, soziologische oder psychologische Bücher, die auf 600 Seiten fast soviel sagen, wie ein Witz.« Der Rostocker Arzt und Aphoristiker Klaus. D. Koch schreibt: »Natürlich ist Aphorismenschreiben ein Zeitproblem. Hätte man mehr, wären sie kürzer.« Oder auch: »Ein Aphoristiker kann sich kürzer fassen als andere und nimmt sich sehr viel Zeit dafür.«

Dabney Ewin, der unter amerikanischen Kollegen einen legendären Ruf in Bezug auf seine große therapeutische Erfahrung und seinen Ideenreichtum genießt, hat sich offensichtlich sehr viel Zeit für dieses kleine Buch genommen. Anders hätte er nicht so viele gute und wertvolle Ideen auf so engem Raum zusammenfassen und auf wenigen Seiten mehr sagen können, als es vielen anderen in langen, dicken Büchern gelingt.

Die 101 meist kurzen, knappen, enorm kondensierten Kapitel dieses Buches eröffnen sowohl beginnenden wie auch fortgeschrittenen Hypnotherapeuten Zugang zu einem enormen Erfahrungsschatz, dessen »Perlen« sie mit in ihre eigene Praxis nehmen können.

Dies ist ein Buch, das jeder Hypnotherapeut in seiner Bibliothek haben sollte. Wenn man es mehrfach liest und ein wenig studiert, wird das eigentlich kleine Bändchen zu einem großen Buch.

Bernhard Trenkle
Milton-Erickson-Institut Rottweil

Vorwort zur Originalausgabe

Ich habe Dabney Ewin einmal gebeten, mir mit wenigen Worten zu sagen, wie er das Wesen seiner Arbeit als Arzt beschreiben würde. Er antwortete klar, schnell und leidenschaftlich. Wir alle bewundern diesen Mann wegen seiner Intelligenz, der Effektivität seiner Behandlungen und seiner Fähigkeiten als Lehrer. Doch all dies lässt sich in einem Wort zusammenfassen, das ihn in jeder Hinsicht treffend charakterisiert: Enthusiasmus.

Die Wörter und Sätze, die einem Arzt in den Sinn kommen, der sein Leben lang in seinem Beruf gearbeitet hat, sind Wegweiser zur Kunst der Therapie. Bei vielen Patienten treten die Symptome in den Klüften zwischen Geist und Körper auf, und diese schwer fassbare Verbindungsstelle lässt sich nur mittels wissenschaftlicher Einsicht und intuitivem Verstehen erreichen. Ewin ist sich darüber im Klaren, und er übt seine Kunst mit viel Elan aus.

Ewin glaubt, dass seine Patienten gesund werden können, »weil sie dies ganz offensichtlich werden«. Durch seine Worte, Bilder und Suggestionen, die dieses kleine Buch der Weisheit enthält, verändert er Denken, Empfinden und Verhalten seiner Patienten. Er weiß, dass der Geist die Funktionsweise des Gehirns verändern kann und umgekehrt das Gehirn die des Geistes. In der Hypnose erzeugt er immer wieder diese heilend wirkende Resonanz zwischen Geist und Körper. Vereinfacht gesagt: Seine Patienten werden wieder zu einem Ganzen.

Ich empfehle jedem Leser dieses wunderbaren Buches, Dabney Ewins gesammelte Erfahrung eines ganzen Lebens zu beherzigen, sie in die eigene Praxis einzubeziehen und sie auch anderen zu vermitteln. Es sind Geheimnisse, Schlüssel und Antworten, die wirklich ihren Zweck erfüllen.

Peter B. Bloom, MD, klinischer Professor für Psychiatrie,
School of Medicine der University of Pennsylvania
vormals Präsident der International Society of Hypnosis

Einleitung

»Lesen Sie stets das kleine Buch!«
Charles Dunlap, MD

Eines Tages rollte unserer Pathologieprofessor Dr. Dunlap eine kleine Bibliothek in den Raum, ein aus 30 Büchern bestehendes Monumentalwerk. Der Anblick ähnelte demjenigen der *Encyclopedia Britannica*. Dr. Dunlap erklärte, dies sei eine Zusammenstellung all dessen, was zum Zeitpunkt der Veröffentlichung des Werkes im Jahre 1920 – also vor der Entdeckung des Insulins – über Diabetes bekannt gewesen sei. Dann hielt er ein Buch mit einem Umfang von ca. 200 Seiten hoch und sagte: »Das hier wurde 1930 veröffentlicht, nach der Entdeckung des Insulins. Lesen Sie stets das *kleine* Buch.«

Abgesehen von der Frage der verfügbaren Zeit habe ich immer wieder die Erfahrung gemacht, dass ein kleines Buch in der Regel die klare Botschaft eines kompetenten Autors enthält. Mein Exemplar des Buches *The Pursuit of Simplicity* von Edward Teller, dem Physiker, der die Wasserstoffbombe erfand, hat einen Umfang von 167 Seiten. Allerdings sind manche umfangreicheren Bücher, die von einem Herausgeber publiziert werden, in Wahrheit eine Sammlung kleiner Bücher (der Kapitel), aber das kommt nur selten vor.

Im Einklang mit dem Motto dieser Einleitung habe ich mich bemüht, das vorliegende Buch so *kurz* wie möglich zu fassen. Ich habe im Laufe der Jahre die verschiedensten Erkenntnisse über Hypnose zu Papier gebracht, um sie meinen Studenten vermitteln zu können, und das vorliegende Buch ist eine Zusammenfassung dieser Bemühungen.

Maleks Gesetz lautet: Jede simple Idee wird auf die komplizierteste mögliche Weise zum Ausdruck gebracht.

Jeder Verstoß gegen Maleks Gesetz ist ein Sieg von Erziehung und Kommunikation. Im Bewusstsein der Gefahr, die mit zu starken Vereinfachungen verbunden ist, habe ich versucht, das verbreitete Phänomen, das Maleks Gesetz beschreibt, umzukehren und die komplexesten Ideen auf möglichst einfache Weise auszudrücken.

Dabney M. Ewin

Wörter

Wir behandeln Menschen mithilfe von Wörtern. Das Wörterbuch und der Thesaurus sind unser Arzneischrank. Was wir sagen, was wir zu sagen vermeiden und wie wir etwas sagen, ist ungeheuer wichtig. Dies ist auch außerhalb des Bereichs der Hypnose seit Langem bekannt. Giorgo Baglivi (1704), ein berühmter italienischer Arzt des 18. Jahrhunderts, schrieb: »Ich vermag kaum angemessen zum Ausdruck zu bringen, welchen Einfluss die *Worte* eines Arztes auf das Leben eines Patienten haben und wie sehr sie die Einbildung beeinflussen; denn ein Arzt, der seine Worte zu benutzen weiß und der ein Meister der Kunst der Überzeugung ist, verleiht seinen Heilmitteln auf diese Weise eine solche Kraft und hebt Zuversicht und Hoffnung des Patienten in einem solchen Maße, dass er schwierige Krankheiten zuweilen mit den albernsten Mitteln heilen kann.« (Klebeband gegen Warzen? Wenn Sie den Patienten dazu bringen können, an die Wirkkraft dieses Mittels zu glauben, erfüllt es seinen Zweck!) Was wir Placebo nennen, wenn es um den Wachzustand geht, lässt sich durch Hypnose erheblich in seiner Wirkung verstärken.

1. »Es scheint«

Dieses Wort ist sehr nützlich, wenn es um eine Regression zu einem traumatischen Vorfall geht – insbesondere wenn der Betroffene in dieser Situation glaubte, in Todesgefahr zu sein.

Ich kann sagen: »Es *scheint* zwar so, als könnten Sie umgebracht werden, aber ist es nicht schön zu wissen, dass es nur so *scheint*? Denn wir wissen ja schon, dass Sie diese Situation überleben werden, ganz gleich, wie gefährlich sie zu sein *scheint*.«

2. »Noch«

Dieses Wort kann im Rahmen einer Analyse gute Dienste leisten.

Ideomotorische Signale sind unbewusste Körperbewegungen, die durch einen Gedanken initiiert werden – so wie beispielsweise das Nicken mit dem Kopf, das Zustimmung signalisiert. Man bezeichnet sie im Allgemeinen als Körpersprache. Bei der Hypnose nutzen wir Fingerbewegungen.

Wenn ideomotorische Signale festgelegt werden, signalisiert ein Finger »Ich bin *noch* nicht bereit, diese Frage zu beantworten« oder »Ich will diese Frage nicht beantworten«. Vielleicht möchte der Patient die Frage überhaupt nicht beantworten, doch wenn sich der zuvor festgelegte Finger bei ihm hebt, sage ich zu ihm: »Kein Problem, Sie brauchen das *noch* nicht zu beantworten. Sie werden selbst merken, wann der richtige Zeitpunkt gekommen ist, um sich selbst völlig zu verstehen.« Eine Frage, die ein Patient nicht beantworten will, ist mit Sicherheit wichtig, und wir wollen die Endgültigkeit vermeiden, die impliziert ist, wenn nur signalisiert wird: »Ich will nicht antworten.«

3. »Beenden« – nicht abbrechen[1]

Abbrecher sind Verlierer.

In unserer Gesellschaft ist es eine Katastrophe, wenn jemand den Besuch einer Schule abbricht oder seine Arbeitsstelle kündigt, und im letzteren Fall fragen sich diejenigen, die einen solchen Menschen kennen, ob dieser vielleicht ohnehin wenig später entlassen worden wäre. Und wenn jemand eine Ehe *aufgibt*, so ist die Bindungsbeziehung misslungen, und das ist traurig für die Kinder.

Das Wort *abbrechen* hat einen negativen emotionalen Beiklang. Wenn um 17.00 Uhr die Glocke ertönt, *beenden* wir die Arbeit oder hören damit auf, aber wir brechen sie nicht ab. In emotionaler Hinsicht ist es wesentlich leichter, etwas – beispielsweise eine schlechte Gewohnheit – zu beenden oder damit aufzuhören, als etwas abzubrechen.

1 Dieses Kapitel ist ein Beispiel dafür, wie subtil Sprache von Hypnotherapeuten konzeptualisiert wird. Es zeigt auch die subtilen Probleme von Übersetzungen auf. Der Gegensatz »Stop not quit« lässt sich nicht mit denselben Wortkonnotationen in exakte Übersetzung bringen.

4. »Aufgeben«

Aufgeben ist ein anderes Wort für Kapitulation.

Jeder Junge, der schon einmal bei einer Prügelei in den Schwitzkasten genommen worden ist, kennt die demütigende Aufforderung: »Gibst du auf?« Sind die Schmerzen des Unterlegenen so stark, dass er tatsächlich aufgibt, bleibt er auf seinen Hassgefühlen und seinem Groll sitzen.

Winston Churchill stachelte im Zweiten Weltkrieg die gesamte freie Welt durch seinen Weckruf auf: »Wir werden niemals kapitulieren!« Ein Therapeut, der einen Patienten oder Klienten auffordert, eine schlechte Gewohnheit *aufzugeben*, sollte ernsthaft darüber nachdenken, ob es nicht besser wäre, diese Formulierung aufzugeben. In solchen Fällen empfiehlt es sich, von »sich lösen«, »unterbrechen«, »eliminieren«, »verwerfen« usw. zu reden.

5. »Versuchen«

Dieses Wort impliziert Versagen bzw. einen Misserfolg.

Ich benutze das Wort »versuchen« nur, wenn ich möchte, dass etwas *nicht* passiert. Manchmal mache ich mir einen Spaß daraus, etwas zu sagen wie »Versuchen Sie, jetzt nicht zu lachen«, wenn ich ein Lokalanästhetikum injizieren will. Meist lachen die Patienten dann, obwohl sie zuweilen einen leichten Schmerz spüren.

Stellen Sie sich vor, Sie sitzen in der Zahnarztpraxis auf dem Behandlungsstuhl, und der Zahnarzt sagt: »Versuchen Sie, sich zu entspannen.« Etwas zu versuchen, erfordert Anstrengung – Entspannung ist das Gegenteil. Wesentlich besser wirkt es, einfach nur »Entspannen« zu sagen.

Der Nike-Werbespruch lautet nicht: »Versuchen Sie, sich mehr anzustrengen«, sondern: »Tu es einfach!«

6. »Fühlen«

Das Unterbewusste ist der fühlende Geist, das Bewusstsein der logische. Viele Gefühle lassen sich nicht als logisch beschreiben.

Wenn ich in der Hypnoanalyse ideomotorische Signale einsetze, frage ich, ob es sich nach »ja« oder nach »nein« *anfühlt*. Die bewussten, wahrheitsgetreuen Fakten sind nicht das Problem; die Symptome werden durch das verursacht, was sich für den Patienten als wahr *anfühlt*.

7. »Spüren«

Das Spüren erfordert mehr Intuition als das Fühlen. Zwischen beiden besteht ein subtiler Unterschied.

Wenn ich nach David Cheeks sieben häufigsten Ursachen von Symptomen forsche (**K**onflikte, **O**rgansprache, **M**otivation, **f**rühere Erlebnisse, **I**dentifikation, **S**elbstbestrafung und **S**uggestion – engl.: *COMPISS*, dt.: *KOMFISS*), frage ich: »*Spüren* Sie, dass Sie sich in einem Konflikt befinden?« Das ist etwas anderes, als zu fragen: »Fühlen Sie sich in einem Konflikt?« Es könnte nämlich sein, dass der Betroffene mit diesem neuen Gedanken keinerlei Gefühl verbindet.

8. »Ausmachen«

Menschen haben Angst vor Schmerzen, aber sie haben nichts gegen ein wenig Unbehagen, sofern ihnen dieses keine Schmerzen bereitet.

Wenn ich einem Patienten Blut abnehme, nutze ich als Suggestion im Wachzustand den Satz »Sie werden nun vielleicht ein wenig Druck empfinden, aber das wird Ihnen nichts ausmachen.« Dies ist eine negative Suggestion (siehe Nr. 21); natürlich macht die Prozedur dem Betreffenden ein bisschen was aus, aber zumindest hat sie ihm nicht wehgetan. Er wurde dazu angeleitet, das, was er gespürt hat, als Druck zu deuten, und der macht ihm nicht viel aus.

9. »Normal«

Dieses Wort benutze ich immer dann, wenn mir nichts Konkretes einfällt, das ich als Ziel suggerieren könnte.

Zwischen Durchfall und Verstopfung, Fettleibigkeit und Magersucht, einer übertrieben starken Immunreaktion und Immunschwäche liegt ein großer Bereich des Wohlbefindens, den wir alle als normal und gut ansehen.

10. »In Ordnung bringen«

Der Ausdruck klingt eigentlich gut, aber wer sich noch daran erinnert, was passierte, als er noch ein Kind war und seine Eltern ihm sagten, sie müssten mit seinem Hund zum Tierarzt gehen, um ihn »in Ordnung zu bringen«, oder es müsste erst sein Zimmer in Ordnung bringen, möchte dies nicht hören. Besser spricht man von *reparieren* oder *ändern*.

11. »Brennen«

Dieses Wort ist eine häufig benutzte Bezeichnung für Schmerz.

Wenn wir sagen: »Es brennt«, beschreiben wir eine bestimmte Art von Schmerz. Deshalb sollten Sie es nicht verwenden, wenn Sie einen Patienten behandeln, der tatsächlich Verbrennungen erlitten hat. Ich sage in solchen Fällen: »Achten Sie darauf, wie kühl es in dem *betroffenen Bereich* wird und wie angenehm sich das anfühlt.« Wenn ich sagen würde, der »*verbrannte Bereich*« fühlt sich kühl und angenehm an, ähnelt das der Aufforderung: »Versuchen Sie, sich zu entspannen« (siehe Nr. 5).

12. »Problem«

Dieses Wort eignet sich für eine »Google-Suche« im Unterbewussten eines Patienten mit einer psychosomatischen Störung.

Einen neuen Patienten fordere ich zuerst auf: »Berichten Sie mir über Ihr *Problem*.« Das ist etwas völlig anderes, als wenn ich sagen würde »Worum geht's denn bei Ihnen?« oder »Wie kann ich Ihnen helfen?«, denn die Antworten auf diese beiden Fragen umfassen gewöhnlich eine lange Liste von Kopfschmerzen, Verdauungsstörungen, Schlaflosigkeit usw.

Das *Problem* hingegen ist etwas Emotionales, und die Antwort, die Sie auf die Frage nach dem Problem erhalten, gibt Ihnen einen ersten Anhaltspunkt dafür, worum es tatsächlich geht. Manchmal wird auf die Frage nach dem Problem eine Negativaussage angeboten, beispielsweise: »Ganz bestimmt ist es keine Angst« – was natürlich beinhaltet, dass es um die Unterdrückung von Angst geht. Die Antwort kann eine Freud'sche Fehlleistung zum Ausdruck bringen oder in einer unverbindlichen Formulierung auf ein emotionales Problem hindeuten.

13. »Tagtraum« versus »Imagination«

Wenn ich aufgefordert werde, mir etwas vorzustellen, tue ich nichts anderes, als bezüglich dieses Objekts in einen Tagtraum zu verfallen. Ich persönlich vermag zwischen Tagträumen und Imagination nicht zu unterscheiden, doch für viele Patienten scheint zwischen beidem unterbewusst ein Unterschied zu bestehen. Vielleicht hat jemand zu ihnen gesagt: »Das stellst du dir doch nur vor«, oder: »Das bildest du dir ein«. Nach meinen Erfahrungen glauben Erwachsene, eher die Kontrolle über ihre Tagträume als über ihre Imagination zu haben. Deshalb fordere ich sie, wenn ich mit der Imagination arbeiten möchte, einfach auf, zu der Angelegenheit, um die es mir geht, einen Tagtraum zu entwickeln.

Allerdings werden Kinder manchmal ermahnt: »Hör auf, in den Tag hineinzuträumen, und erledige deine Hausaufgaben.« In solchen Fällen wäre es vielleicht besser, von Imagination oder Vorstellung zu sprechen.

Mir gefällt Sarbins (2006) Definition: »Hypnose ist *geglaubte* Vorstellung.« Meiner Erfahrung nach kann jeder, der in der Lage ist, sich entweder etwas vorzustellen oder tagzuträumen, hypnotische Phänomene erleben. Ziel unserer gesamten Ausbildung ist, dass wir lernen, den Patienten gegenüber Dinge so darzustellen, dass sie wirklich *daran glauben*.

14. »Wertvoll«

»Wertvoll« ist das beste einzelne Wort, das ich für die Ich-Stärkung kenne. Es ist ebenso gut wie die Aussage: »Sie sind so gut wie jeder andere Mensch, und Sie brauchen das niemandem zu beweisen. Es reicht völlig aus, wenn Sie einfach Sie selbst sind.«

Wir vergessen häufig, dass wir als wertvolle (nicht als vollkommene) Wesen geschaffen wurden und dass wir in der Lage sind, in unserem Leben einen Sinn zu finden.

15. »Sicher«

Im Leben ängstlicher Menschen mangelt es an einem Gefühl der Sicherheit. Wenn ich bei einem Patienten, der ängstlich oder zögerlich ist oder sich unwohl fühlt, eine Induktion durchführe, sage ich gewöhnlich gegen Ende: »Sie sind hier in Sicherheit, und ich werde nicht zulassen, dass Ihnen irgendetwas zustößt. Sie können so weit in die Tiefe gehen, wie es erforderlich ist, um dieses Problem zu lösen.«

Einer Definition zufolge handelt es sich bei Angst um einen chronischen Zustand der Furcht, und für ängstliche Menschen ist das Gefühl »Ich muss auf der Hut sein, um mich zu schützen« stets präsent. Was für eine Erlösung muss es in Anbetracht dessen sein, wenn sie in Trance hören, dass sie dieses Gefühl für eine Weile außer Kraft setzen und sich *sicher* fühlen können, weil ich sie schützen werde. Dies stärkt den Rapport.

Mit dem Rauchen aufhören

In den vergangenen Jahren ist der Anteil von Rauchern an der Gesamtbevölkerung kontinuierlich zurückgegangen. In Deutschland lag er 2009 bei 25 %. In der Literatur über Hypnose gibt es zahlreiche Berichte über hohe Erfolgsquoten bei der Behandlung von Rauchern, die allerdings meist nur durch relativ kurzfristige spätere mündliche Überprüfungen verifiziert wurden. Ich halte diese Zeugnisse für nicht besonders glaubwürdig, weil Raucher ihre Ärzte häufig anlügen, um von ihnen nicht getadelt zu werden. Nur sehr wenige Menschen fangen wieder mit dem Rauchen an, nachdem sie ein Jahr lang nicht geraucht haben, und ich hoffe, dass einmal jemand eine prospektive kontrollierte Untersuchung samt einer Nachuntersuchung auf biochemischer Grundlage nach einem Jahr durchführt.

16. »Aufgeben«

Wenn Sie zu einem Patienten sagen: »Sie müssen das Rauchen aufgeben«, machen Sie zwei schwerwiegende Fehler. Weil wir in einem freien Land leben, rebellieren wir grundsätzlich, wenn uns jemand klarzumachen versucht, dass wir etwas tun *müssen*. Es hat Jahre gedauert, bis wir akzeptiert haben, dass wir im Auto Sicherheitsgurte anlegen müssen, obwohl der gesunde Menschenverstand und die bekannten Fakten eindeutig belegen, dass diese Gurte uns das Leben retten können.

Außerdem ist es verpönt, ein *Aufgeber* zu sein, und wir widersetzen uns dieser Forderung mit vehementen Emotionen (siehe Nr. 3). Wenn ein Patient Hilfe sucht, sage ich: »Es ist notwendig, dass Sie mit dem Rauchen aufhören.« Er kann diese Äußerung als guten Rat verstehen statt als einen Übergriff auf seine Entscheidungsfreiheit oder als Aufforderung, sich selbst die Schmach anzutun, zum Aufgeber zu werden.

17. »Ich bin Raucher«

Wenn mir ein Patient erklärt, das Problem sei »Ich bin Raucher«, dann ist das so, als würde er sagen, das Problem sei »Ich bin Eskimo«.

Die Aussage impliziert, dass es sich dabei um eine unabänderliche Tatsache handelt und dass jeder Versuch, durch eine Behandlung etwas daran zu ändern, vergeblich sei. Diese Vorstellung ist inakzeptabel, und ich deute sie auf der Stelle um zu: »Ist es nicht zutreffender zu sagen, dass Sie ein Mensch sind, der sich dafür entschieden hat, das Rauchen zu lernen?« Nachdem der Patient diese Veränderung akzeptiert hat, können wir uns damit befassen, wie, wann und warum er sich dafür entschieden hat, das Rauchen zu lernen. So können wir feststellen, ob es möglich ist, das Problem durch eine erneute Entscheidung zu lösen.

18. »Ex-Raucher«

Ich habe Diskussionen darüber miterlebt, ob man einen Patienten auffordern sollte, ein »Ex-Raucher« zu werden. Ich halte nicht viel davon, ein »Ex-Irgendwer« zu sein. Wer möchte schon ein Ex-Sträfling, ein Ex-Kommunist oder eine Ex-Schönheitskönigin sein?

Ich erkläre den Rauchern unter meinen Patienten, das Ziel sei, wieder *normal* zu werden. Es sei *normal*, saubere Luft einzuatmen, und es sei abnorm, Rauch einzuatmen. Und das einzige Lebewesen, das vor Rauch nicht davonlaufe, sei der Mensch, und dieser habe lernen müssen, es nicht zu tun.

19. »Nichtraucher«

Wer möchte schon gerne ein Nicht-Wesen sein – beispielsweise ein Nicht-Nazi oder ein Nicht-Terrorist?

Noch einmal: Wenn das Ziel, das Sie formulieren, dem Patienten gerecht werden soll, dann nennen Sie es »wieder normal werden«.

20. »Ausrutscher« statt »Rückfall«

Das Wort »Rückfall« beinhaltet, dass wir wieder dort angekommen sind, wo wir am Anfang waren, und dass in der Zwischenzeit nichts von bleibendem Wert geschehen ist.

Wenn ein rauchender Patient einen Monat lang nicht geraucht hat und dann ein paar Zigaretten raucht, gehen Sie mit dieser Situation nicht so um, als handle es sich um einen Misserfolg, sondern bezeichnen Sie das, was geschehen ist, als einen »Ausrutscher« oder »Lapsus« – ein Vorfall, kein Rückfall, der an dem weiterhin existierenden, kontinuierlichen Erfolg nichts ändert.

Die Sommerferien während unserer Schulausbildung sind nichts weiter als »Aussetzer«, denn wir fangen im September nicht wieder mit der ersten Klasse an, sondern werden in die nächsthöhere versetzt.

Ich pflege in solchen Fällen zu sagen: »Jeder Erfolg zieht weiteren Erfolg nach sich. Wenn es Ihnen gelungen ist, einen Monat lang nicht zu rauchen, können Sie es beim nächsten Mal zwei Monate lang und dann vier und dann acht Monate lang schaffen.«

21. Negative Suggestionen

Negative Suggestionen gehen oft »nach hinten los«.

Wenn ich Sie auffordere: »Denken Sie nicht an einen Elefanten!«, denken Sie zwangsläufig sofort an einen Elefanten, schon allein um sich klarzumachen, woran Sie *nicht* denken sollen.

Es ist also absehbar, was geschehen wird, wenn jemand zu einem Menschen mit einem Oberschenkelgips sagt: »Kümmern Sie sich einfach nicht darum, wenn es anfängt zu jucken; Sie können sowieso nicht kratzen.«

Wie oft habe ich eine Krankenschwester zu einem Kind sagen hören: »Das tut gar nicht weh«, bevor sie dem Kind eine Injektion gab, woraufhin regelmäßig ein Schrei folgte. Die Suggestion »Sie werden sich *nicht* mehr danach sehnen zu rauchen« führt mit Sicherheit zu einem Misserfolg.

22. »Unmöglich«

Das Wort *unmöglich* verwandelt eine negative Suggestion in eine positive.

Statt zu sagen: »Sie werden nicht mehr rauchen wollen«, kann man auch sagen: »*Lassen Sie es unmöglich werden,* dass Sie sich eine Zigarette in den Mund stecken, ohne sie sich vorher anzuschauen und ohne bewusst darüber entschieden zu haben, dass Sie Ihre Lunge schützen wollen.«

23. »Abhängigkeit«

Dieses Wort hat in der wissenschaftlichen Kommunikation seinen Sinn verloren, und ich versuche es möglichst zu vermeiden. Es bezieht sich nicht mehr auf ein körperliches Bedürfnis nach einem bestimmten chemischen Stoff und wird recht willkürlich zur Beschreibung starker emotionaler Bedürfnisse benutzt – beispielsweise der Sucht nach Schokolade, Sex, Sport oder nach ausländischem Öl.

Ein Patient, der sich für süchtig oder abhängig hält, hat sich die fixe Idee in den Kopf gesetzt, er sei nicht in der Lage, das Problem zu überwinden. Dies gilt insbesondere für unverbesserliche Raucher.

Zwar ist Nikotin zweifellos ein hochwirksamer chemischer Stoff, doch leidet ein Mensch, der sich morgens nach dem Aufwachen als erstes eine Tasse Kaffee zubereiten kann, bevor er sich die erste Zigarette anzündet, nicht unter einem chemischen Mangelzustand, dessentwegen er aufgewacht ist. Ein Nikotinpflaster empfehle ich nur jenen wenigen Patienten, die sich morgens schon vor dem Aufstehen und vor der Morgenwäsche eine Zigarette anzünden. Alle anderen weise ich darauf hin, dass das Problem bei ihnen *nicht* in einer chemischen Abhängigkeit besteht, sondern in einem Verlangen, das verändert werden kann.

24. Die Induktion beim ersten Besuch des Patienten

Es erfordert nur fünf Minuten, eine simple Induktion mit Augenrollen auszuführen und eine Suggestion zu formulieren, die lautet: »Das nächste Mal, wenn Sie bereit sind, in Trance zu gehen, wird es Ihnen sehr leicht fallen, schnell doppelt so tief zu gehen wie jetzt.« Ein Patient, der zu einer Hypnosebehandlung kommt, ist auf diese vorbereitet. Und selbst wenn er nicht glaubt, dass er während der Sitzung in einen tranceartigen Zustand gelangt ist, wird er sich trotzdem bei seinem nächsten Besuch fragen, ob er bei diesem wirklich eine doppelt so tiefe Trance wie beim ersten Mal erreicht.

Zur Frage der Hypnotisierbarkeit sei bemerkt, dass sie ein stabiler Wesenszug ist, der sich jederzeit messen lässt. Man kann als erste Induktion das *Hypnotic Induction Profile* (HIP) benutzen und mit seiner Hilfe gleichzeitig den Grad der Hypnotisierbarkeit eines Patienten feststellen.

Wenn ich Raucher wegen ihres Rauchens behandle, vereinbare ich mit ihnen drei Sitzungen. Geschieht dann bei ihrem ersten Besuch nichts weiter, als dass sie detailliert ihre Lebensgeschichte beschreiben, bekommen sie nicht die Hypnosebehandlung, derentwegen sie eigentlich gekommen sind, verlassen die Sitzung enttäuscht und rauchen weiter wie bisher. Im Rahmen eines Kongresses in Europa hörte ich einen Bericht über eine sorgfältig kontrollierte Studie über das Rauchen, die auch Tests bezüglich der Hypnotisierbarkeit einschloss. In der ersten Sitzung wurde keine Hypnoseinduktion durchgeführt. Ein Drittel der Untersuchungsteilnehmer gab nach der ersten Sitzung auf und wurde nicht mehr gesehen. Die Ärzte schrieben dies unzureichender Motivation der Patienten zu; meiner Ansicht nach war es ein schwerwiegender Mangel des Studiendesigns, dass nicht gleich in der ersten Sitzung mit den Patienten eine Induktion durchgeführt wurde.

25. Drei Aspekte tragen dazu bei, dass Menschen weiterrauchen

In einer Fabel Aesops ist von einem Dorf die Rede, in dem junge Männer einen Preis bekommen, wenn es ihnen gelingt, ein Bündel Stecken zu zerbrechen. Nachdem dies keinem der Mitbewerber gelungen ist, bindet der Dorftrottel das Bündel auf, zerbricht die Stecken nacheinander und gewinnt so den Preis.

Nach meiner Auffassung besteht das »Rauchbündel« aus drei »Stecken«, die ich nacheinander zu zerbrechen versuche:

1. **Die Vorstellung, dass Rauchen einen sozialen Wert hat** (eine unbewusste fixe Idee – siehe Nr. 60). Wir alle, die wir einmal geraucht haben, erinnern uns wohl noch daran, wie wir zu husten begannen und grün anliefen, als wir lernten, »auf Lunge« zu rauchen. Doch wir hielten durch, weil wir glaubten, dies habe einen Sinn: Die älteren Jungs, die rauchten, bekamen die Mädchen ab, oder man war ein Weichei, wenn man nicht rauchte, oder all die betörenden Filmschauspielerinnen rauchten und so weiter. Wir wissen, *dass es Angst erzeugt, wenn man sich im Widerspruch zu einer fixen Idee verhält* (siehe Nr. 60). Diese fixe Idee beseitige ich zuallererst, und zwar meist mithilfe einer Regression. Für unverbesserliche Raucher ist dies *das wichtigste Thema überhaupt.* Ich habe Freunde, die während der vierzigtägigen Fastenzeit im Frühjahr das Rauchen aufgeben, vierzig Tage Angst ertragen und sich dann am Ostersamstag eine Zigarette anste-

cken, verbunden mit der Bemerkung: »Das beruhigt meine Nerven.«

2. **Nikotin** hat eine chemische Wirkung, die allerdings nach meiner Auffassung wesentlich weniger suchterzeugend wirkt, als allgemein angenommen wird. Bei Patienten, die Nikotinpflaster benutzen, taucht trotz des Pflasters häufig die Angst auf, sie verhielten sich einer fixen Idee zuwider (siehe Nr. 93); und manche rauchen sogar trotz des Pflasters insgeheim. Außer Adrenalin ist Nikotin die stärkste bekannte anregende Droge, und es ist ein Widerspruch in sich, wenn jemand sagt: »Ich benutze ein Stimulans, um meine Nerven zu beruhigen.« Beruhigend auf die Nerven wirkt es, der eigenen fixen Idee gerecht zu werden. Ich empfehle Patienten, eine Woche lang zu (fast nikotinfreien) normalen Carltons zu wechseln und von diesen so viele zu rauchen, wie sie wollen, allerdings vor jeder Zigarette den Warnhinweis auf der Schachtel zu lesen. Durch diese Maßnahme wird fast das gesamte Nikotin, das sich in ihrem Körper befindet, entfernt, sodass der komplette Verzicht auf das Rauchen keine besonders starken chemischen Auswirkungen mehr haben kann. Interessanterweise stellten Tindle und seine Kollegen (2006) in ihrer Studie an 12.000 Rauchern fest, dass diejenigen, die (nikotinarme) Light-Zigaretten rauchten, mit einer um über 50 % verringerten Wahrscheinlichkeit jemals völlig mit dem Rauchen aufhörten als diejenigen, die normale Zigaretten rauchten. Dieses Untersuchungsergebnis lässt sich mit der Auffassung, Raucher seien vom Nikotin chemisch abhängig, nicht vereinbaren.

3. **Gewohnheiten** lassen sich leicht mithilfe von Hypnose verändern. In der dritten Sitzung, die ich mit Rauchern durchführe, produziere ich eine personalisierte Selbsthypnoseaufnahme, in der es darum geht, dass die fixe Idee ihren Nutzen verloren hat, dass es normal ist, Luft einzuatmen, und dass der Patient über seine Errungenschaft erfreut und stolz auf sie sein wird. Da ich nicht die Möglichkeit habe, bei solchen Patienten nach einem Jahr chemische Tests durchzuführen, fehlen mir zuverlässige Belege für die Zahl derer, die tatsächlich abstinent bleiben. Aber ich schätze, dass meine Erfolgsquote selbst bei sogenannten unverbesserlichen Rauchern über 50 % liegt (Ewin 1977).

26. Raucher lügen ihre Ärzte an

Raucher lügen ihre Ärzte ebenso an wie Alkoholiker.

Im Rahmen einer im Jahre 1983 von der *British Thoracic Society* durchgeführten Studie wurden bei 1.500 Patienten, die wegen einer durch Rauchen verursachten Krankheit zum Arzt kamen, Plasma-Thiocyanat- und Carboxyhämoglobin-Tests durchgeführt.

Diese Tests ergaben, dass nur 10 % dieser »hoch motivierten« Patienten mit dem Rauchen aufgehört hatten, wohingegen bei 26 %, die dies von sich behauptet hatten, erhöhte Thiocyanat- und Carboxyhämoglobinwerte vorlagen – ein ziemlich verlässliches Anzeichen dafür, dass sie nach wie vor rauchten.

Im Rahmen dieser Studie wurde die Wirkung von Hypnose nicht getestet – sondern es ging ausschließlich um die Wirkung ärztlicher Anweisungen mit oder ohne Vergabe von Informationsbroschüren, Nikotinkaugummi und Placebopräparaten. Wir werden erst dann über *glaubwürdige* evidenzbasierte Statistiken zum Wert der Hypnose in der Raucherentwöhnung verfügen, wenn jemand laborchemische Tests nach einem Jahr Rauchabstinenz durchführt.

Schmerz

In der Notaufnahme kann ein fähiger Hypnotiseur die spontane Trance eines verängstigten Patienten nutzen, um schnell *akuten* Schmerz zu lindern, Blutungen zu stillen, eine Fraktur zu reponieren und Angst abzumildern. Ein Hypnotiseur, der eine Privatpraxis betreibt, wird wohl eher mit *chronischem* Schmerz konfrontiert. Die häufigste Ursache für chronische Schmerzen sind Entzündungsprozesse. Da Schmerz bei Entzündungen immer eine Rolle spielt, sind in solchen Fällen entzündungshemmende Suggestionen sinnvoll, die das Empfinden von Kühle und ein allgemeines Wohlgefühl fördern. Falls ein psychogener Schmerz diagnostiziert wurde, sollten wir an Milton Ericksons Ausspruch »Das Symptom ist eine Lösung« denken. Durch Muskelkrämpfe verursachter Schmerz ist stark und häufig psychogen. Kann in solchen Fällen das Vorliegen einer mechanischen oder chemischen Ursache ausgeschlossen werden, ist es unsere Pflicht, uns um eine bessere Lösung zu bemühen.

27. Ich muss an das, was ich meinem Patienten sage, selbst glauben

Wenn sich ein Patient in Trance befindet, erkennt er Unaufrichtigkeit und Unsicherheit wie auf einem Radarschirm, und die Folgen solchen Erkennens sind ein Verlust des Vertrauens und des Rapports. Manchmal muss ich meine Worte regelrecht analysieren, um selbst *glauben* zu können, was ich sagen will.

Bei Patienten, die unter chronischen Schmerzen leiden, baue ich in meine Induktion folgenden Satz ein: »Wir alle wissen, dass Schmerz nie für immer fortbesteht.« Da ein Toter keinen Schmerz empfindet, werden die Schmerzen des Patienten nicht für immer fortbestehen, falls meine Behandlung ihren Zweck verfehlt (was vorkommen kann) und er letztendlich mit Schmerzen stirbt.

Ich habe dies einmal im Rahmen einer Demonstrationsveranstaltung zu einer Behinderten gesagt. Als sie weinend aus der Trance zurückkehrte, umarmte sie mich und rief aus: »Das hat noch nie jemand zu mir gesagt!«

28. »Sie werden sich so wohl fühlen, wie Sie es brauchen«

Dies ist eine gute positive Suggestion, die ohne das Wort Schmerz auskommt.

Sie beinhaltet nicht, dass der Betreffende nie Schmerz erleben wird, und sie stellt die Frage in den Raum, wie viel Behagen ausreicht. Diese Suggestion habe ich von der warmherzigen Bertha Rodger, Anästhesistin und ehemals Präsidentin der ASCH, gelernt.

29. »Erträglich«

Das Wort »erträglich« eignet sich gut bei Bemühungen, Schmerz mithilfe einer von 0 bis 10 reichenden Skala zu messen und zu verringern.

Liegt der Schmerz eines Patienten beispielsweise bei 8, könnte man sagen: »Wären Sie damit einverstanden, die Intensität des Schmerzes auf ein erträgliches Maß zu senken?« Folgt daraufhin die ideomotorische Antwort »ja«, kann man weiterfragen: »Wäre 7 für Sie *erträglich?*« Lautet die Antwort »nein«, kann man die Zahl allmählich auf 6, 5, 4 und 3 senken, bis eine ideomotorische »Ja«-Antwort erfolgt.

Erträglich bezeichnet eine Einstellung, keine Zahl, und ich habe Patienten gehabt, die beim Wert 5 relativ funktionsfähig waren, was für mich selbst ein ziemlich unerträglicher Wert gewesen wäre.

30. *Wenn alles getan ist, was getan werden kann und getan werden sollte, hat der Schmerz keine Berechtigung mehr*

Im Laufe einer Therapie kommt ein Punkt, an dem es ganz offensichtlich an der Zeit ist, dies zu sagen.

Ich habe dies von Kay Thompson gelernt. Ich erkläre meinen Patienten, dass Schmerz ein wichtiges Alarmsystem der Natur ist.

Wenn ich meine Hand auf eine heiße Herdplatte lege, fungiert der Schmerz, der dadurch augenblicklich entsteht, als Warnsignal, das mich darauf aufmerksam macht, dass ich mir die Haut verbrennen werde, wenn ich nicht sofort etwas dagegen unternehme. Doch nachdem ich meine Hand von der Herdplatte entfernt habe, hat Schmerz, den ich dann noch spüre, keinen Wert mehr. Deshalb ist es sinnvoll, ihn abzustellen.

31. Entzündungsschmerz

Kelsos definierte im Jahre 45 n. Chr. die vier Hauptsymptome der Entzündung: *Calor, Dolor, Rubor* und *Tumor* (Wärme, Schmerz, Rötung und Schwellung). Der Patient bemerkt (subjektiv) Wärme und Schmerz, und der Arzt sieht (objektiv) Rötung und Schwellung.

Die entzündungshemmende Suggestion braucht sich nur auf die subjektive Komponente zu beziehen. Es reicht also auszusagen: »Lassen Sie zu, dass sich der betroffene Bereich kühl und angenehm anfühlt.«

Die Endsilbe »itis« in einer Diagnose besagt, dass es sich um eine Entzündung handelt (z. B. Arthritis, Vaskulitis, Bursitis, Spondylitis, Cellulitis, Bronchitis). Viele dieser Krankheiten sprechen auf bestimmte Therapien an – wie eine Steroidinjektion in einen entzündeten Schleimbeutel (Bursa) oder Kolchizin im Falle einer akuten Gichtarthritis – und sie sollten dementsprechend behandelt werden. Trotzdem lassen sich entzündungsbedingte Schmerzen fast immer durch hypnotische Stressverringerung und durch direktes Suggerieren von Kühle und Behagen lindern. Dies gilt insbesondere für Verbrennungen. Nur der *anfängliche* Verbrennungsschmerz wird durch die Hitzeverletzung hervorgerufen; hingegen ist der längerfristige *Hintergrundschmerz* auf die durch die Verbrennung verursachte Entzündung zurückzuführen.

32. Ständige Schmerzen

Ständige Schmerzen sind fast immer psychisch bedingt. Nahezu jeder körperliche Schmerz lässt sich *zeitweilig* durch Medikamente, Ruhe, Schlaf oder das Einnehmen einer bestimmten Körperhaltung lindern.

Wenn ein Patient sagt, der Schmerz höre selbst im Schlaf »niemals auf«, oder er sei »immer da«, lausche ich, ob ich irgendwann höre: »Ich lebe damit.« Darin kommt eine unbewusste Gleichsetzung von Schmerz und Leben zum Ausdruck, und es beinhaltet, dass der Patient ebenso wenig fünf Minuten ohne Leben auskommen kann, wie er keine fünf Minuten ohne Schmerz auskommt.

Im Eingangsgespräch tauchen bei solchen Menschen regelmäßig drei Dinge auf, die gleichzeitig geschehen (»Ewins Triade«): (1) ein lebensbedrohlicher Vorfall, der Todesangst hervorgerufen hat; (2) psychische Desorientiertheit (Hilflosigkeit) infolge einer Gehirnerschütterung, aufgrund von Drogenkonsum, einer Narkose o. Ä.; und (3) Schmerz. Auf unterbewusster Ebene gilt: Solange jemand Schmerz spürt, kann er noch nicht tot sein! Ich habe Abhandlungen über das Syndrom der ständigen Schmerzen und über die hypnotische Technik, die solche Schmerzen zu lindern vermag, geschrieben (Ewin 1980, 1987).

33. Durch Muskelkrämpfe verursachter Schmerz

Durch Muskelkrämpfe verursachter Schmerz kann sehr stark sein. Zwar lässt er sich in einer guten Trance, die mit Muskelentspannung verbunden wird, zeitweilig auflösen, doch häufig stellt er sich nach der Trance wieder ein.

John Prussack besitzt ein wundervolles Video von einem Mann mit einem starken Schiefhals, der sich im Trancezustand aufgrund der Entspannung völlig normalisiert und sich nach dem Aufwecken mittels einer Zähltechnik sofort wieder einstellt. Zum Schluss suggeriert Prussack: »Wenn Ihr Unterbewusstes weiß, dass Sie Ihre Halsmuskeln so entspannt halten können, wie sie im Moment sind, werden Sie die Augen öffnen und völlig wach sein.« Der Patient hat also die Wahl, entweder gesund zu werden oder für immer in Trance zu bleiben. Das funktionierte im beschriebenen Fall, und ich benutze diese *aufweckende Double-bind-Suggestion* mittlerweile selbst bei Patienten, die aufgrund von Muskelkrämpfen unter Schmerzen leiden.

Ein sehr weit verbreiteter Schmerz infolge von Muskelkrämpfen sind die »nächtlichen Krämpfe«, die bei vielen meist älteren Menschen in den Beinen und Füßen auftreten. Ich vermute, dass dieses Phänomen mit der Acetylcholinausschüttung zusammenhängt, zu der es normalerweise im Schlaf kommt. Was ich jetzt sage, ist absolut keine seriöse ärztliche Empfehlung, aber 25 mg nichtrezeptpflichtiges Benadryl[2] stillen diesen Schmerz innerhalb von 5 bis 10 Minuten, ohne dass man aufzustehen und umherzulaufen braucht.

---

2 Amerikanischer Handelsname für Diphenhydramin, ein sedierendes Antihistaminikum, in Deutschland unter dem Präparatenamen Vivinox im Handel (Anm. d. Übers.).

Techniken

Zu Beginn meiner chirurgischen Ausbildung empfahl mir mein Mentor als erste Lektüre das Buch *Chirurgische Fehler und Schutzmaßnahmen.* Wir brauchen die Fehler, die in der Vergangenheit gemacht wurden, nicht zu wiederholen. *Primum non nocere* – Vor allem schade nicht! Eine gute Technik entwickelt man durch eigene Erfahrung und indem man denjenigen zuhört, die »vor Ort waren und es selbst getan haben«. Es gibt Dinge, die man vermeiden sollte, und es gibt einen richtigen Zeitpunkt und eine richtige Art, etwas zu sagen. Hypnose ist ein empathisches Sich-Einlassen auf einen anderen Menschen, und während wir mit unseren Patienten oder Klienten interagieren, heben wir durch den Klang unserer Stimme und die Wahl unserer Worte hervor, was uns wichtig ist, und wir entwickeln unser ganz persönliches Timing.

34. Eine volle Blase

Alexander Levitan hat mich in einer persönlichen Mitteilung darauf hingewiesen, dass man mit einer Induktion nie beginnen sollte, wenn entweder der Patient oder der Therapeut urinieren muss.

Das erste Training, das ein Mensch in zivilisierten Umgangsformen erhält, lässt sich in dem Satz »Mach dir nicht in die Hose« zusammenfassen. Diese Anweisung ist tief in das Unterbewusste eingebettet, und wenn sich die Blase füllt, stört sie mit zunehmendem Nachdruck die übrige unterbewusste Arbeit in Trance.

35. Induktionen

Es gibt viele Techniken hypnotischer Induktion. Was ist ihnen allen gemeinsam?

Nach meiner Meinung schalten sie alle tendenziell die in der linken Gehirnhälfte beheimatete bewusste Logik aus und begünstigen einen *Wechsel zum Tagträumen* (zum Heraufbeschwören positiver und negativer Vorstellungsbilder oder emotionaler Zustände im Geiste).

Ziel ist die Dissoziation von der bewussten Logik, ein »veränderter Bewusstseinszustand« mit fokussierter Aufmerksamkeit, in dem die Klienten ihre kritische Realitätsprüfung verringern und für Suggestionen offener sind. Je nach Veranlagung ist der Grad der Hypnotisierbarkeit unterschiedlich, direkte Suggestion funktioniert bei starker Veranlagung am besten. Grundsätzlich scheint aber fast jeder Mensch einen Trancezustand erreichen zu können, in dem er implizite Prägungen mittels ideomotorischer Signale zu analysieren vermag.

- Eine *Konfusion* des Bewusstseins lässt sich lindern, indem man dieses einfach abschaltet. Milton Erickson konnte mithilfe seiner Konfusionstechniken sehr schnell eine Trance bei offenen Augen induzieren.
- *Augenfixierung:* bei aufwärts gerichtetem Blick ermüdet die schwachen Levator-palpebrae-Muskeln, sodass sich die Augen bald aufgrund von Ermüdung schließen und der unlogische Gedanke, dass sie sich schließen, weil der Hypnotiseur dies suggeriert hat, einem Aufgeben der bewussten Logik gleichkommt.

- *Augenrollen* als Induktionsverfahren ist unvergleichlich. Bei geschlossenen Augen und nach oben gerollten Augäpfeln ist es fast unmöglich, über ein mathematisches Problem oder irgendwelche anderen logischen Sachverhalte nachzudenken. Mich persönlich versetzt dies sehr schnell in einen meditativen Zustand, in dem mein Geist leer sein kann (was bedeutet, dass die linke Gehirnhälfte abgeschaltet ist), oder ich kann eine ideomotorische Selbstanalyse durchführen oder meine eigenen Träume analysieren.
- *Wiederholte sinnlose Reize* wie das Schwingen eines Uhrpendels, ein blinkendes Licht (insbesondere wenn es im Takt von Alphawellen aufleuchtet) oder ein militärischer Trommelschlag erfordern kein logisches Denken und keine Aufmerksamkeit; sie versetzen Menschen in tranceartige Zustände, in denen logisches Denken keine Rolle spielt. Schäfchen zu zählen, um sich vom Tagesgeschehen zu lösen, mag kurios sein, erfüllt aber bekanntlich seinen Zweck. Monotones Wiederholen bestimmter Wörter oder Sätze bewirkt das gleiche. Uninteressante Vorträge rufen Tagträume hervor, und der beste Augenblick zum Herumreichen des Opferkorbes in der Kirche ist die Zeit unmittelbar nach der Predigt, wenn wir uns entweder durch die Botschaft, die wir gehört haben, inspiriert oder uns schuldig fühlen, weil wir eingeschlafen sind.
- Die sogenannte *Backdrop-Induktion* wird häufig von Bühnenhypnotiseuren benutzt, weil sie fast augenblicklich wirkt. Wird der Freiwillige aufgefordert: »Stellen Sie sich vor, Ihr Körper ist ein Brett, das auf einem Ende steht«, verfällt er auf der Stelle in einen

Tagtraum, und seine linkshemisphärische Logik wird ausgeschaltet.

- *Trauma.* Das erste Naturgesetz ist das Gesetz der Selbsterhaltung. Für einen Menschen, der das Gefühl hat, sein Leben werde bedroht, tritt alles andere in den Hintergrund. Angst ist die stärkste aller Emotionen. Wir führen Brandschutzübungen durch, weil unser logisches Denken in einer Notfallsituation sofort ausfällt und wir auf automatisches Handeln umschalten; ein zuvor eingeübter Fluchtplan verhindert dann, dass jemand aus einem Fenster im zehnten Stock eines Hauses springt.

36. Erstinduktions-Doublebind

Ich streite mich nicht gern mit Patienten darüber, ob sie hypnotisiert waren oder nicht.

Ich beginne meine erste Induktion mit einer Frage. »Wissen Sie, durch was Sie diesen Prozess wahrscheinlich stören werden?« – »Nein.« – »Wahrscheinlich werden Sie sich zu große Mühe geben. Oder Sie versuchen, der beste Patient zu sein, den ich jemals hatte. Ich möchte, dass Sie sich *nicht* darum kümmern, ob Sie Ihre Sache richtig machen oder nicht, und ich möchte, dass Sie keinerlei Versuch unternehmen, dies zu überprüfen, denn um überprüfen zu können, ob Sie sich in Trance befinden, müssen Sie diese Trance verlassen. Tun Sie also einfach, was zu tun ich Sie gebeten habe, und lassen Sie geschehen, was geschehen mag« (siehe Nr. 5).

Protestiert der Patient anschließend und behauptet, er sei gar nicht hypnotisiert gewesen, stimme ich ihm zu. Die einzige Möglichkeit, dies herauszufinden, bestünde darin, dass er sich auf dieses Thema konzentrieren und die Trance prüfen würde. Also sage ich: »Natürlich nicht. Sie haben Ihren Zustand überprüft, und ich habe Ihnen ja prophezeit, dass das dem Erfolg hinderlich ist. Nächstes Mal können Sie feststellen, was passiert, wenn Sie sich einen Dreck um das eventuelle Resultat scheren und einfach tun, was ich Ihnen geraten habe. Es ist aber auch nichts dagegen zu sagen, wenn Sie wieder gesund werden, ohne *jemals* in Trance gewesen zu sein – nur dauert das wesentlich länger, und ich verdiene mehr an Ihnen.«

37. Eröffnungsfragen

Mit Eröffnungsfragen ist es wie mit dem Googeln: Wenn man das falsche Suchwort eingibt, erhält man nutzlose Antworten. An ein und demselben Tag suchte ich über Google nach »anesthesia« (amerikanische Rechtschreibung) und erhielt 10.900.000 Einträge; anschließend benutzte ich das Wort »anaesthesia« (die britische Schreibweise) und erhielt 3.080.000 Einträge.

In Trance tendieren Patienten dazu, den Wörtern, mit denen sie ausdrücken, wie sie sich ihr Leben vergegenwärtigen, eine sehr wörtliche Bedeutung zuzuschreiben. Das hat mich dazu gebracht, im Erstgespräch sehr sorgfältig formulierte Fragen zu stellen, die möglichst gute Hinweise auf unterbewusste Inhalte in den Patientenantworten liefern. Der genaue Wortlaut ist bei Ewin a. Eimer (2006, p. 25) nachzulesen.

38. Der Name des Patienten transportiert Emotion

Ich frage einen neuen Patienten: »Wie *möchten* Sie von Ihren *Freunden* genannt werden? Darf ich Sie auch so nennen?« Weil ich annehme, dass ich dem Patienten einige intime Fragen stellen werde, ist dies eine indirekte Suggestion, die beinhaltet, dass ich von ihm als Freund angesehen und in den Kreis seiner Freunde aufgenommen werden möchte. Ich staune immer wieder darüber, wie viele Menschen ihren Namen nicht mögen, und oft gefallen ihnen sogar Rufnamen nicht, die ihre »Freunde« ihnen gegeben haben.

Die Aussprache spielt eine wichtige Rolle. Ich habe in England einmal eine Demonstration mit einer Ärztin namens Kathleen durchgeführt. Sie bevorzugte die englische Form ihres Namens, die den Akzent auf die erste Silbe legt. Ich hingegen benutzte unabsichtlich immer wieder die irische Form, welche die zweite Silbe hervorhebt, und ich *spürte* den Rapportverlust förmlich, obwohl mir erst später klar wurde, was ich angerichtet hatte. Zu jener Zeit bombte die IRA in England, und meine Demonstration muss auf diese Frau wohl ähnlich gewirkt haben.

39. Die Bedeutung der letzten Frage beim Erstgespräch

Die letzte Frage meines Erstgesprächs lautet: »Gibt es sonst noch etwas, wovon Sie meinen, dass ich es wissen sollte?« Wenn Patienten diese Frage beantworten, berichten sie mir regelmäßig über ihr Problem.

Es ist, als ob das Unterbewusste sagen würde: »Weil Sie nie die richtige Frage stellen, werde ich Ihnen nun *erklären*, worin das Problem besteht.« Lautet die Antwort »nein«, hoffe ich, dass ich mir gute Notizen gemacht habe, denn der Patient hat dann offenbar das Gefühl, er habe mir bereits gesagt, was wichtig sei, und sei es nur in Form einer beiläufigen Bemerkung.

40. Ein Thema nach dem anderen

Patienten klagen häufig über viele Dinge, und manchmal bringen sie sogar eine Liste ihrer Beschwerden mit.

Im Rahmen einer Hypnoanalyse frage ich in solchen Fällen: »Wenn Sie heute *ein* Problem lösen könnten, welches wäre es dann?« Die Antwort des Patienten beinhaltet das, was in seinem Geist die dominierende Position einnimmt, und darauf sollte man sich konzentrieren.

Häufig handelt es sich nicht um das, was mir selbst als das Wichtigste erscheint, doch wenn wir daran arbeiten, werden gewöhnlich auch einige andere Probleme gelöst oder verlieren an Bedeutung.

41. Der Pilo-Arrektor-Test

Jede Haarzelle verfügt über einen winzigen Muskel, der Pilo-Arrektor genannt wird. Er bewirkt, dass sich bei einer Katze das Haar sträubt, wenn sie eine Verteidigungshaltung einnimmt.

Wenn ich mit einem Patienten ein Erstgespräch führe und merke, dass sich mir die Nackenhaare sträuben, hypnotisiere ich den Betreffenden nicht. Die Reaktion zeigt, dass ich ihn nicht mag, und in solchen Fällen ist es für uns beide besser, wenn ich ihn zu einem anderen Therapeuten schicke.

42. Der Wert einer Marathonbehandlung

Helen Watkins lehrte uns, den Wert dieser intensiven Form von Hypnotherapie zu schätzen. Wenn ein Patient beim Erstgespräch über seine Geschichte berichtet, werden bei ihm alle möglichen unbewussten Erinnerungen, Assoziationen und Gefühle aktiviert und sind dann frisch. In solch einem Moment mit der Therapie fortzufahren ist wesentlich produktiver, als wenn der Patient jede Woche für eine Stunde zur Behandlung kommt.

Meine Resultate fallen in der Regel deutlich besser aus und erfordern weniger Zeit, wenn ich mit einem Patienten vier bis sechs Stunden in Folge arbeite. Man muss das Eisen schmieden, solange es heiß ist! Zumindest jedoch veranschlage ich für die erste Sitzung vorsichtshalber zwei Stunden, und ich achte darauf, dass in dieser Zeit eine Induktion stattfindet (siehe Nr. 24), in deren Verlauf ich einige ichstärkende Suggestionen formuliere.

43. Rückkehr aus einer Altersregression in die Gegenwart

Wenn sich ein Patient in einer echten Regression befindet und er in Gegenwartsform abreagiert, lässt sich dies nicht immer mithilfe der Suggestion »Kommen Sie ins Heute zurück« beenden, weil *heute* der Tag ist, zu dem er regrediert war, und weil aufgrund dessen Verwirrung entsteht.

Man sollte sich möglichst präzise ausdrücken und etwas sagen wie: »Jetzt ist es an der Zeit, ins Heute zurückzukehren, zum 12. Mai 2011, hier in meine Praxis, und sich sicher zu fühlen.«

44. Amnesie ist ein Test für Analgesie

Wenn ein Patient in eine so tiefe Trance geht, dass beim Rückwärtszählen die Zahlen verschwinden, reicht die Tiefe der Trance aus, um eine Suggestion anzunehmen, mit der man eine Analgesie hervorrufen kann, um eine Platzwunde zuzunähen, ein ausgekugeltes Gelenk einzurenken oder einen gebrochenen Knochen zu richten.

Unwillkürliche Muskelkrämpfe wehren Versuche, Knochenbrüche zu richten, ab; die durch Hypnose hervorgerufene Entspannung erleichtert die Bemühungen. Gewöhnlich injiziere ich in das Hämatom einer Colles-Fraktur des Handgelenks ein Lokalanästhetikum, weil *mir* dabei wohler ist.

45. Das unterbewusste Problem bewusst machen

Verschreiben Sie das Symptom: »*Versuchen* Sie, den Tic zu haben!« Damit nutzen Sie die positive Wirkung des Wortes »versuchen« (siehe Nr. 6). Und was zuvor eine unbewusste motorische Aktivität war, wird nun bewusst, wobei es dem Betreffenden allerdings merkwürdig erscheint, die Aktivität bewusst auszuführen.

Ich habe ein paar Patienten, die im *French Quarter* von New Orleans wohnen. Sie sorgen sich, dass sie es nicht schaffen werden, die *Mardi-Gras*-Kostüme[3] anzuziehen, die sie mit großer Sorgfalt selbst hergestellt haben. Sie kommen Anfang Dezember zu mir, weil sie fürchten, sie könnten über die Weihnachtsfeiertage zunehmen. Ich sage ihnen dann, sie sollten die Partys genießen und in Kauf nehmen, dass sie eventuell ein wenig zunehmen. Am 2. Januar könnten sie dann wieder zu mir kommen, und wir würden schauen, wie es mit ihrem Gewicht aussehe. Erstaunlicherweise haben sie bei unserem nächsten Zusammentreffen meist ein bis drei Pfund verloren, weil sie ihre Nahrungsaufnahme unterbewusst und ohne jede Anstrengung kontrolliert haben, und dabei haben sie nicht das Gefühl gehabt, auf etwas verzichten zu müssen.

3 Mardi Gras: Höhepunkt der kreolischen Karnevalsveranstaltungen in New Orleans (Anm. d. Übers.).

46. Lassen Sie den Patienten seine Gehirnwäsche selbst durchführen

Fred Evans (1989) berichtete über eine interessante Technik, die er buchstäblich »Gehirnwäsche« nannte. Ich habe mit ihrer Hilfe bei Patienten, die mit einer langen Liste bizarrer Symptome zu mir kamen, gute und schnelle Erfolge erzielt.

Ich sage in solchen Fällen etwas wie: »Es klingt so, als hätten Sie so viel Mist in Ihrem Gehirn gesammelt, dass Sie nicht mehr durchblicken. Ich schlage Ihnen eine Gehirnwäsche vor; wenn Ihr Gehirn wieder sauber ist, können wir von vorn beginnen.« In Trance stellt sich der Patient dann einen Reißverschluss vor, der rund um seinen Kopf verläuft; diesen ziehen wir auf und öffnen so den Schädel, in dem sich das unglaublich hässliche und schmutzige Gehirn befindet. Ich nehme es vorsichtig heraus und lege es in einen Behälter mit lauwarmem Wasser, weil ich natürlich weiß, dass es sehr empfindlich ist. Ich würde zum Reinigen einen weichen Schwamm und ein sehr mildes Reinigungsmittel benutzen, und in den Falten der Gehirnwindungen vielleicht einen Baumwolltupfer. Anschließend würde ich es wieder in den Schädel einsetzen und diesen mit dem Reißverschluss verschließen. Danach könnten wir an einem wirklich wichtigen Problem arbeiten (siehe Nr. 40).

Dann lernte ich etwas dazu. Ein Patient erklärte, ich wüsste nicht, wie man etwas wirklich sauber wasche, und mein Reinigungsversuch habe bei ihm nicht viel gebracht. Ich erwiderte: »Dann bringen Sie mir bei, wie man es richtig macht.« Anschließend versetzte ich ihn wieder in Trance, öffnete seinen Schädel mithilfe des Reißverschlusses und ließ ihn die Reinigung selbst durchführen. Er nahm eine Drahtbürste zur Hand, wählte ein starkes Reinigungsmittel, verwendete heißes Wasser, und erreichte auf diese Weise (in einem Tagtraum) eine ganze Menge. Der ganze Mist, der sich in seinem Gehirn befand, ging ihm tierisch auf die Nerven. Ich blieb einfach still, während er darauf fokussiert war, und bat ihn, durch ein Nicken zu signalisieren, wann er die Reinigungsaktion abgeschlossen hatte. Daraufhin wurde das saubere Gehirn wieder in den Schädel eingesetzt, und der Reißverschluss an der Schädeldecke wurde zugezogen. Das Ergebnis überzeugte mich. Ich hatte etwas sehr Brauchbares dazugelernt. Seither lasse ich die Patienten die Reinigung immer selbst durchführen.

47. Lachen stärkt die Immunabwehr

Autoimmunstörungen (Lupus, rheumatoide Arthritis, Psoriasis usw.) sind die am schwersten zu behandelnden chronischen Krankheiten. Bei der Entstehung der meisten von ihnen ist Stress im Spiel, und wenn es gelingt, diesen aufzulösen, tritt oft eine völlige Genesung ein. Medikamente, welche die Immunfunktion unterdrücken, sind sehr wirksam, aber meist mit Nebenwirkungen verbunden. Wir brauchen ein gesundes Immunsystem, um uns vor Infektionen zu schützen.

Stress lässt sich mithilfe einer Hypnoanalyse verringern. Es gibt aber auch ein universell wirksames, nichtspezifisches Heilmittel, das leider häufig übersehen wird: Lachen. Norman Cousins hat sich durch Humor und das »Stressvitamin« – Vitamin C – vom Morbus Bechterew geheilt. Sein Büchlein *Der Arzt in uns selbst* (2008) sollte für alle in Heilberufen Tätigen Pflichtlektüre sein. Es kommt uns zugute, wenn wir den Humor ernst nehmen.

48. Ein Ort zum Lachen

Bei der hypnotischen Imaginationsarbeit ist es üblich, einen »sicheren Ort«, einen »besonderen Ort« oder auch einen »glücklichen Ort« aufzusuchen. Solche Orte dienen dem Schutz, sie befinden sich innen, und sie wirken selbstberuhigend. Lachen hingegen ist eher eine gemeinschaftliche Aktivität, die uns aus uns selbst herausführt. Ein echtes Lächeln beginnt in den Augen (also damit, dass wir nach außen schauen), und es erzeugt ein Gefühl der Wärme anderen Wesen gegenüber – das, was wir empfinden, wenn wir ein niedliches Tier, ein Kind oder einen geliebten Menschen sehen und spontan lächeln.

Seit vielen Jahren leite ich Patienten mit Brandverletzungen mit gutem Erfolg dazu an, sich an ihren »Ort zum Lachen« zu begeben, während ich sie medizinisch versorge. Im Disney-Film *Song of the South*[4] singt Br'er Rabbit: »Everybody's got a laughing place«. Er wurde »geboren und ausgebrütet« im Dornengestrüpp – einem Ort, wo einen nichts beunruhigen kann.

4 deutscher Titel: *Onkel Remus' Wunderland* (Anm. d. Übers.)

49. Benutzen Sie die Worte des Patienten

Dies ist ein linkshemisphärischer Titel unter einem rechtshemisphärischen Bild (siehe Nr. 58). Wenn der Patient sagt, er stammele, ist das für ihn etwas anderes, als wenn er sagen würde, dass er stottere, auch wenn ich beides für ein und dasselbe halte. Wenn er sagt, dass er sich »erbricht«, frage ich nicht nach Sich-Übergeben oder Kotzen. Wenn seine Kopfschmerzen eine »Tortur« sind, versuche ich nicht, sie zu einer Migräne umzudeuten. Ich frage ihn dann, wie oft er solch eine »Tortur« bekommt und wodurch sie in Gang gesetzt wird. Migräne haben nach seiner Auffassung andere Menschen.

50. Sie beten für mich, und ich bete für Sie

Dies war für mich immer eine wertvolle Strategie, wenn ich religiöse Patienten behandelte, die mir berichteten, sie würden jeden Tag beten, um gesund zu werden. Doch da nach vielen Gebeten jede Änderung ausgeblieben war, waren sie zu mir in die Behandlung gekommen.

Wenn ich für mich selbst bete, grübelt mein Unbewusstes darüber, aus welchem Grund Gott mir meinen Wunsch nicht erfüllen könnte, denn ich habe sicherlich eine Menge auf dem Kerbholz. Bete ich hingegen für jemand anderen, bekomme ich kein negatives Feedback, und ich spüre, dass etwas Gutes geschehen wird. Deshalb schlage ich religiösen Patienten vor, etwas anderes als bisher auszuprobieren. Ich erkläre das etwa wie folgt: »Gott wirkt auf viele verschiedene Arten. Wären Sie wohl bereit, sich ihm anders als bisher zu nähern, indem Sie nicht mehr für sich selbst beten, sondern Gott bitten, mir das Wissen, das Verständnis und die Weisheit zu schenken, die es mir ermöglichen, als Medium zu fungieren, durch das er Sie heilt? Ich werde für Sie beten, und Sie können für mich beten.«

Man muss dabei vorsichtig sein, denn diese Vorgehensweise ist etwa so, als würde man ein Stromkabel direkt am Kraftwerk in die Steckdose stecken. Die Wirkung ist sehr stark, und man muss *voll und ganz* vertrauenswürdig (und damit gottähnlich?) sein. Ich nehme das ernst und schließe den Patienten in meine Gebete ein, wodurch er für mich zu einer besonderen Person wird. Vielleicht mache ich mir tiefere Gedanken über das Wesen des Leidens solcher Patienten. Manchmal wirken die Resultate solcher Bemühungen auf mich wie Wunder.

51. Wenn mir selbst etwas zu schaffen macht, beunruhigt es auch meinen Patienten

Sir William Osler vom *Johns Hopkins Hospital*, der als Vater der Medizin in den USA bezeichnet wird, hat gesagt: »Bei einem Arzt oder Chirurgen ist keine Qualität wichtiger als Gelassenheit ... Dies bedeutet, in allen Situationen gelassen zu bleiben und einen kühlen Kopf zu bewahren, ruhig im Sturm, klar im Urteil in Augenblicken großer Gefahr oder Stagnation, wenn sich nichts mehr bewegt, ... « (Osler 1905).

In meiner Praxis im Erdgeschoss ist es recht laut. Deshalb habe ich gelernt, in meine Induktion folgende positive Suggestion einzubeziehen: »Richten Sie Ihre Aufmerksamkeit *nur* auf den Klang meiner Stimme. Alle anderen Geräusche, die Sie hören, sind sehr angenehm im Hintergrund und helfen Ihnen, immer tiefere Tiefen zu erreichen. Es ist tröstlich zu wissen, dass der Rest der Welt seinen Verrichtungen nachgeht, während Sie und ich gemeinsam unsere Arbeit tun.«

Besonders tiefe Trancen erreichten meine Patienten, als auf der gegenüberliegenden Straßenseite ein neues Gebäude errichtet wurde. Die Pfahlramme erzeugte ein lautes »Wamm!« und erschütterte bei jedem ihrer Schläge das ganze Gebäude. Ich bezog dieses Geräusch wie folgt in meine Induktion ein: »Jedes Mal wenn der Hammer zuschlägt, treibt er Sie tiefer und tiefer.« Dies ermöglichte mir, die gesamte Zeit für die Therapie zu nutzen, ohne mich um die Vertiefung der Trance kümmern zu müssen.

52. Fingersignale machen einem Patienten seine wahren Gefühle bewusster

Bewusstsein bedeutet, »einer Sache gewahr zu werden«. Emotionale Störungen entstehen zum Teil durch die Unterdrückung echter Gefühle, und oft ist sich ein Patient solcher Gefühle nicht bewusst oder er ist nicht bereit, sie sich einzugestehen.

Auf eine ideomotorische Reaktion hin gebe ich ein taktiles Feedback (ich berühre den Finger, der das Signal übermittelt hat, und drücke ihn sanft wieder nach unten), und ich gebe auch ein verbales Feedback: »So ist es gut, die Antwort lautet ...« Manchmal überrascht es Patienten, wenn sie sich ein implizites negatives oder positives Gefühl eingestehen, das ihnen auf der Ebene des Bewusstseins unbekannt oder unakzeptabel erschienen war. Doch es ist tröstlich, weil es ehrlich ist und weil man ehrlich damit umgehen kann. »Und ihr werdet die Wahrheit erkennen, und die Wahrheit wird euch frei machen« (Johannes 8:32).

53. Fügen Sie stets einen Schlusspunkt hinzu

Fügen Sie einer Suggestion, die problematisch wäre, wenn sie unendlich lange fortgesetzt würde, stets einen Endpunkt hinzu. Eine Analgesie sollte nur so lange bestehen bleiben, »bis die Heilung eingetreten ist«, oder nach einer Operation »so lange, wie Sie sie brauchen«.

Man bat mich, eine Patientin aufzusuchen, die sich die Halswirbelsäule gebrochen hatte. Sie hatte sechs Wochen lang in einem Streckverband gelegen, und ihre Knochen waren geheilt, doch sie war nicht in der Lage, sich mit einer Zervikalstütze aufzusetzen. Jedes Mal wenn sie dies versuchte, bekam sie unerträgliche Schmerzen und musste sich sofort wieder hinlegen. Als ich sie in Trance ihre Behandlung Revue passieren ließ, stellte sich heraus, dass ihr der behandelnde Orthopäde bei ihrer Einlieferung ins Krankenhaus gesagt hatte: »Egal was passiert, nehmen Sie auf keinen Fall diesen Streckverband ab und setzen sich auf; sonst könnten Sie Ihr Leben lang gelähmt bleiben.« Zum Zeitpunkt dieser Äußerung hatte sich die Patientin in einem traumabedingten hypnoiden Zustand befunden, und sie hatte die Warnung des Orthopäden wie eine posthypnotische Suggestion aufgenommen. Ich brauchte aufgrund dieser Sachlage nichts weiter zu tun, als dem damals Gesagten einen Schlusspunkt hinzuzufügen. Ich erklärte: »Das war damals ein guter Rat, aber jetzt, wo Sie geheilt sind, ist es für Sie nicht mehr gefährlich, sich bequem aufzusetzen.« Hätte der Orthopäde in der ursprünglichen Situation einen Satz hinzugefügt wie: »Richten Sie sich nicht auf, *bis wir Ihnen sagen, dass Sie es wieder tun können*«, wäre das Problem nicht entstanden.

54. Suggestion vor dem Krankenhausaufenthalt

In einem Krankenhaus werden alle möglichen Dinge gesagt, die unbeabsichtigte Konsequenzen haben. Ich kann beispielsweise auf dem Weg in den Aufwachraum eine Schwester sagen hören: »Wachen Sie auf, Herr Jones, *es ist alles vorbei.*« Wenn Herr Jones verängstigt ist und diese Äußerung im pessimistischen Sinne versteht (siehe Nr. 64), ist dies nicht die Botschaft, die er in solch einer Situation hören sollte. Ich persönlich würde in solch einem Fall sagen: »Joe, ich bin Dr. Ewin. Ihre Operation ist *abgeschlossen*, und es ist alles in Ordnung mit Ihnen.« Wir müssen unsere Sprache präzise einsetzen.

Alexander Levitan brachte mir bei, Folgendes zu suggerieren: »Wenn jemand etwas sagt, das nicht nützlich ist, dann stellen Sie sich vor, es sei auf Chinesisch (oder in irgendeiner anderen Sprache, die der Zuhörer nicht versteht) gesagt worden, denn dann hat die Äußerung keinerlei Auswirkung.«

Ich gab diese Suggestion einmal vor einer Operation einer Verwandten, die wegen einer Sehnenscheidenentzündung am Handgelenk operiert werden musste. Der Anästhesist sagte zu ihr: »Mein Onkel wurde auch deswegen operiert, und letztendlich mussten sie ihm den Daumen amputieren.« Glücklicherweise lächelte sie daraufhin einfach und übersetzte die Bemerkung innerlich sofort in unverständliches Chinesisch.

Viele Menschen (man nennt sie »Hiobströster«) glauben, es wirke beruhigend, jemandem zu sagen: »Du hast wirklich Glück gehabt … (weil du nicht umgekommen bist, kein Bein verloren hast usw.).« Nicht jeden macht eine solche Bemerkung froh. In vielen Fällen wird dadurch lediglich ein neuer Katastrophengedanke eingepflanzt – und dies in einer Situation, in der es wichtig wäre, den Patienten zu beruhigen. Es empfiehlt sich, solche Bemerkungen innerlich auf Chinesisch zu hören.

Eine negative Erwartung, Nocebo genannt, wird häufig ohne jede Überprüfung akzeptiert (instinktiver Selbstschutz), und sie ist wirksamer als ein Placebo, das zunächst eine Erläuterung erfordert, damit die mit ihm verbundene positive Erwartung akzeptiert wird (Colloca et al. 2008).

55. *Eine spezifische Frage wirkt oft wie eine indirekte Suggestion*

Es besteht die Gefahr, dass man durch eine Suggestivfrage eine falsche Erinnerung erzeugt.

Alle Fragen, die unter Hypnose gestellt werden, sollten offen und nichtspezifisch sein: »Was ist los?« – »Und dann …?« und dergleichen.

56. *Vermeiden Sie eine verzögerte Reaktion auf eine Suggestion, indem sie eine umfassende Wecksuggestion benutzen*

Das Phänomen der verzögerten Reaktion ist gut dokumentiert. Es handelt sich dabei um eine der Gefahren, die damit verbunden sind, dass unerwünschte Suggestionen während einer Trance nicht aufgelöst werden. Wenn auf eine posthypnotische Suggestion hin keine *sofortige* Reaktion erfolgt, bedeutet das nicht, dass diese Suggestion keine Wirkung hat. André Weitzenhoffer (1957) berichtet in seinem Buch über den Fall eines Studenten, der den *Stanford-Scale-Test* ohne erkennbare Wirkung absolvierte, jedoch am Morgen danach mit einer partiellen Lähmung aufwachte. Ich habe im *American Journal of Clinical Hypnosis* einen Brief an den Herausgeber veröffentlicht, in dem ich drei Fälle von verzögerter Wirkung beschreibe (Ewin 1989). Aufgrund dieses Phänomens habe ich es mir zur Gewohnheit gemacht, eine alles einschließende löschende Wecksuggestion zu benutzen. Sie lautet: »Wenn ich drei sage, werden Sie die Augen öffnen und völlig wach sein, klar im Geist, klar im Körper, und Sie werden die Kontrolle über Ihre Gefühle haben. Eins (Pause), Sie wachen allmählich auf, zwei (Pause), *drei.*« Ein Ansteigen des Tones und der Lautstärke bei »drei« trägt dazu bei, einen Wechsel zu völliger Wachheit zu erreichen. Richard Kluft (2007) hat darauf hingewiesen, dass es äußerst wichtig ist, eine Trance vollständig zu beenden, und dass es mit Gefahren verbunden sein kann, dies nicht zu tun.

Ich gehe davon aus, dass ein Patient, der suggestibel genug ist, um eine Suggestion in Trance anzunehmen, auch suggestibel genug ist, um klar im Geist zu sein (d. h. nicht

»beduselt«), frisch und wach im Körper (frei von unwillkürlichen motorischen oder sensorischen Anomalien) und im Besitz der Kontrolle über seine Gefühle (nicht im Gefühlswirrwar).

Perlen der Weisheit – Vermischtes

In der medizinischen Ausbildung bezeichneten wir prägnante Erkenntnisse und kluge oder scharfsinnige Einsichten als »Perlen der Weisheit« oder einfach als »Perlen«. Manchmal handelte es sich dabei um philosophische Gedanken, und oft war es nicht leicht, sie einzuordnen, obwohl sie es wert waren, gesammelt zu werden. Im nun folgenden Teil habe ich einige zufällige Beobachtungen, Einsichten und Gedanken zusammengestellt, die sich auf mein Wirken als Arzt, der in der täglichen Praxis hypnotische Konzepte nutzt, ausgewirkt haben. Vielleicht sollte dieser Teil einfach nur den Titel »Perlen« haben.

57. *Nobelpreis für die links- und rechtshemisphärische Gehirnfunktion*

Roger Sperry erhielt im Jahre 1981 den Nobelpreis für die Erforschung der funktionalen Unterschiede zwischen den beiden Gehirnhälften. *Klinische Erfahrung* hat gezeigt, dass die Funktionen der linken Gehirnhälfte in einer guten Trance zunehmend abgeschaltet werden. Die Sprache ist eine Funktion der linken Hemisphäre, und ein Mensch, der sich in Trance befindet, *initiiert* normalerweise keinen Dialog (wohingegen er durchaus antwortet und redet, wenn er dazu aufgefordert wird). An die Stelle der normalen Logik tritt die Trance-Logik, das Zeitgefühl geht verloren, und an die Stelle des analytischen Schritt-für-Schritt-Vorgehens tritt eine globale, metaphorische und intuitive (rechtshemisphärische) Art der Informationsverarbeitung.

Die neuen Erkenntnisse über diese Zusammenhänge haben sich im Rahmen meiner klinischen Arbeit als sehr nützlich erwiesen, weil sie verstehen helfen, was in meinen Patienten vor sich geht, wenn ich ihnen Fragen stelle und sie mittels ideomotorischer (rechtshemisphärischer) Signale antworten. Da die meisten Funktionen der linken Hemisphäre erlernt werden, gibt es bei Kindern nicht vieles, was abgeschaltet werden kann. Sie sind einfach noch nicht vollständig »eingeschaltet«, und Kinder leben leicht in Tagträumen und tranceartigen Zuständen. Bei Tieren hingegen ist es so, als hätten sie zwei rechte Hemisphären.

Natürlich beinhaltet Hypnose wesentlich mehr, als Sperrys Studien gezeigt haben. Außerdem ist es wichtig zu wissen, dass es bezüglich bestimmter Details seiner Theorie vehemente Kritik vonseiten kompetenter und angesehener

Kollegen gegeben hat. Trotzdem ist sein Konzept für mich als Kliniker im Rahmen meiner Arbeit mit Patienten sehr brauchbar, weil es so »griffig« ist. Ich kann ein Auto fahren, ohne seine gesamte Konstruktion und seine Elektronik zu verstehen, und ich kann fast alle Patienten behandeln, die in meine Praxis kommen. Manchmal muss ich mein Auto in die Autowerkstatt bringen, und manchmal muss ich Patienten empfehlen, einen sachkundigeren Arzt aufzusuchen.

58. Links und rechts: eine Bildunterschrift und ein Bild

Sperrys Untersuchungen zufolge verarbeitet die linke Gehirnhälfte eintreffende Informationen in sprachlicher Form, während die rechte Hemisphäre die gleichen Informationen in den Sinnesmodalitäten verarbeitet (hauptsächlich in visueller, auditiver und kinästhetischer Form – schon mal was von NLP gehört?).

Die rechte Hemisphäre visualisiert die Informationen, und die linke Hemisphäre versieht sie mit einer Bildunterschrift – einer verbalen Beschreibung. David Pedersen aus Oxford hat die Theorie entwickelt, die Stimme des Hypnotiseurs werde in Trance zum Ersatz für den verbalen Input der linken Hemisphäre in die rechte Hemisphäre (Pedersen 1994), weil die Funktion der linken Hemisphäre in diesem Zustand gehemmt sei. Er weist ausdrücklich auf die Nützlichkeit dieses Konzepts für die klinische Arbeit hin, und ich stimme ihm zu.

59. Dissoziation setzt Assoziation voraus

Im Bereich der Psychologie ist es mir immer schwergefallen, das Wort Dissoziation zu verstehen, weil nie jemand erklärte, *wovon* der Patient dissoziierte. Man kann nicht dissoziieren, ohne zunächst mit etwas assoziiert zu sein. Als klar wurde, dass im Falle einer Dissoziation die linkshemisphärischen Funktionen des Gehirns abgeschaltet werden, wurde für mich das Wort Dissoziation zum ersten Mal verständlich.

60. *Fixe Ideen (die* idée *fixe Pierre Janets)*

Jeder, der eine posthypnotische Suggestion ausführt oder sich einer Prägung entsprechend verhält, dessen Verhalten wird unerschütterlich durch eine fixe Idee bestimmt. Man kann eine fixe Idee zwar auch ignorieren, doch der Preis ist dann, dass man Angst empfindet.

Phobien sind fixe Ideen, und wenn man in Hypnose durch Regression ihren Ursprung ausfindig macht, kann man sie zu einer besseren Idee umdeuten.

61. Starke Emotionen machen anfällig für Wachsuggestion

Ich hatte einmal einen Patienten mit einer hysterischen Lähmung, der bei einem Arbeitsunfall eine Fingerkuppe verloren hatte. Er war darüber sehr aufgebracht, weil er kein regulärer Angestellter war, sondern nur eine Teilzeitbeschäftigung übernommen hatte, bevor er eine Stelle als Musikdozent an einer Universität antreten wollte. Weil der Hautverschluss an der Naht sehr knapp war, sagte der behandelnde Orthopäde zu ihm: »Beugen Sie den Finger nicht, sonst könnten Sie dadurch die Fäden herausziehen.«

Drei Monate nach der regulären Entfernung der Fäden war der Patient immer noch nicht in der Lage, den genähten Finger zu beugen. Als ich eine hypnotische Regression zu der Operation durchführte, erfuhr ich, was der Chirurg zu dem Patienten gesagt hatte. Ich hob diese Suggestion auf und wies den Patienten darauf hin, dass die Fäden mittlerweile gezogen seien und die Wunde verheilt sei. Daraufhin stellte sich die volle Bewegungsfähigkeit des Fingers schnell wieder ein. Ein emotionaler Zustand wirkt ebenso fokussierend wie eine Trance, und eine Äußerung zum betreffenden Zeitpunkt kann die Wirkung einer posthypnotischen Suggestion entfalten.

Die starke Emotion, die ein Mensch zu dem Zeitpunkt spürt, zu dem ein Wunsch am Sterbebett ausgesprochen wird, wirkt auf den Empfänger der Botschaft wie eine posthypnotische Suggestion. Diese wird zu einer fixen Idee, und um sie ausführen zu können, nimmt der Betroffene erhebliche Unannehmlichkeiten in Kauf. In einem berühmten Gedicht des Dichters Robert Service (1940), *The Cremation of Sam McGee*, heißt es: »A promise maid is a debt unpaid«

(»Ein Versprechen ist eine unbezahlte Schuld«), und das gesamte Gedicht handelt davon, wie der Autor seinen Entschluss verwirklicht, die Bitte eines Freundes auf dem Sterbebett zu erfüllen (siehe Nr. 62, 4. Gesetz).

Wir wissen, dass man im Rahmen einer Therapie eine Idee, die jemandem eingepflanzt wurde, auch wieder entfernen kann. Eine korrekte Diagnose erfordert, dass wir die Suggestion identifizieren, die wir außer Kraft setzen wollen. Eine Regression zum betreffenden Vorfall und eine Umdeutung, die beinhaltet, dass die Suggestion zum Zeitpunkt des Geschehens funktional war, aber mittlerweile nutzlos geworden ist, vermag ein Problem zu lösen, das in einer von starkem Affekt geprägten Situation entstanden ist.

62. Coués Gesetze

Émile Coué, ein französischer Pharmakologe, studierte um das Jahr 1900 in Nancy unter Liébeault Hypnose. Er gilt als Vater der Autohypnose, und er hat uns die klassische Selbstsuggestion »Es geht mir jeden Tag und in jeder Hinsicht besser und besser« hinterlassen. Außerdem hat er fünf Gesetze formuliert, die den Test der Zeit überstanden haben:

1. **Das Gesetz der umgekehrten Wirkung von Bemühen**
   Wenn ein Mensch fürchtet, etwas nicht tun zu können, dann ist er dazu umso weniger in der Lage, je mehr er sich darum bemüht.
   Es besteht sogar die Gefahr, dass er das genaue Gegenteil dessen tut, was er eigentlich tun will. Ich habe dies unzählige Male bei Patienten erlebt, die unter Schlaflosigkeit litten, ebenso bei ausgezeichneten Studenten, die Examina nicht bestanden, und schließlich bei Fällen von Impotenz. Alle diese Probleme lösen sich völlig von selbst auf, wenn man sich nicht zu sehr um ihre Auflösung *bemüht.*

2. **Das Gesetz des dominierenden Effekts**
   Wenn der Wille (den ich als »linke Gehirnhälfte« übersetze) *und die Imagination* (die ich als »rechte Gehirnhälfte« übersetze) *im Zwiespalt sind, gewinnt stets die Imagination.*
   Ich beobachte dies bei fast jeder Phobiebehandlung. Wenn jemand sich vorstellt, in einem Aufzug sei es sehr gefährlich, steigt er wahrscheinlich selbst dann zehn Stockwerke die Treppe hinauf, wenn ihm seine linkshemisphärische Logik klarzumachen versucht, dass seine Befürchtungen unbegründet sind.

3. Das Gesetz der konzentrierten Aufmerksamkeit

Eine Idee strebt innerhalb der Grenzen des Möglichen ihrer Realisation zu. Entscheidungen im Alltagsleben begünstigen ihre Umsetzung tendenziell. Ich erinnere mich, als Junge einmal gelesen zu haben, Jimmy Carter habe davon geträumt, Präsident zu werden. Er bemühte sich um ein Vorstellungsgespräch in Annapolis[5] und wurde so zum einzigen Mitglied seiner Ursprungsfamilie, das ein College besuchen konnte. Später wendete er sich der Politik zu, wurde Gouverneur von Georgia, bewarb sich als fast völlig unbekannter Kandidat um die Präsidentschaft – und gewann. Seine Idee realisierte sich selbst.

4. Das Gesetz der unterstützenden Emotion

Die Intensität einer Suggestion steht im Verhältnis zu der sie begleitenden Emotion.

Wenn mit einer Idee keine Emotion verbunden ist, lässt sie sich mit sehr wenig Anstrengung ins Unterbewusste befördern. Existiert eine starke Emotion – insbesondere Entsetzen –, wird eine Idee im Unterbewussten sehr fest verankert. Henry Beecher von der Harvard-University untersuchte Placebos und fand heraus, dass deren Wirkung umso intensiver ist, je stärker die betroffene Person Stress erlebt (Beecher 1956).

5. Das Gesetz der Autosuggestion

Eine Suggestion erzeugt nur den Zustand, der in eine Autosuggestion umgewandelt werden soll – also vom tiefsten inneren Selbst akzeptiert werden soll. Die gleichen Vorfälle rufen unterschiedliche Wirkungen hervor – je nachdem, wer die Suggestion empfängt. Mit anderen Worten:

5 Sitz der US-amerikanischen Marineakademie (Anm. d. Übers.)

Jede Suggestion ist eine Selbstsuggestion, und ein Hypnotisand hat immer die Möglichkeit, eine neue Idee entweder zu akzeptieren (sie sich selbst zu suggerieren) oder sie abzulehnen. Deshalb empfiehlt sich bei der Arbeit mit ideomotorischen Signalen die Frage: »Ist es in Ordnung ... (zur Geburt zurückzugehen, das Weiße Licht zu besuchen, jetzt mit dem Rauchen aufzuhören usw.)?« Eine »Ja«-Antwort bedeutet, dass der Patient bereit ist, das, worum es gerade geht, zu akzeptieren, und ein »Nein« bedeutet, dass ich das Thema für die nächste Zeit ruhen lassen sollte, weil ohnehin nichts passieren wird.

Coué behauptete von sich, er habe nie jemanden geheilt: »Ich bringe Ihnen eine Methode bei, und Sie können sich dann selbst heilen.«

63. Das Gesetz der pessimistischen Deutung

David Cheek hat einmal gesagt: »Wenn eine Äußerung optimistisch oder pessimistisch gedeutet werden kann, dann deutet ein *verängstigter* Mensch sie mit Sicherheit pessimistisch.« Dies ist ein Schutz gegen eine wahrgenommene Gefahr. Eine Antilope, die sieht, dass sich Büsche bewegen, und die sich daraufhin (pessimistisch) entfernt, weil sie fürchtet, die Bewegung werde durch einen Löwen hervorgerufen, überlebt mit höherer Wahrscheinlichkeit (natürliche Selektion) als eine Artgenossin, die annimmt, es handle sich um ein Warzenschwein, und die deshalb weiter grast. In einem »Spukhaus« kann ein quietschendes Geräusch durch das Schließen einer verrosteten Tür oder durch ein Gespenst verursacht worden sein. Falls Sie ein eher ängstlicher Typ sind, handelt es sich für Sie natürlich um ein Gespenst! Viele Patienten sind, wenn sie zu uns kommen, um ihre Gesundheit besorgt und neigen dazu, jede unpräzise Äußerung für sich im ungünstigen Sinne auszulegen.

Als Präsident Reagan einen Lungenschuss abbekam, meldete die *Los Angeles Times*, der behandelnde Chirurg habe gesagt: »Das war's dann wohl!« Daraufhin sei Reagan erbleicht, und da er nicht habe sprechen können (er wurde künstlich beatmet), habe er eine Notiz für die Krankenschwester auf ein Blatt Papier gekritzelt: »Was meint er mit *Das war's dann wohl?*«

Bemitleiden Sie den armen, verängstigten Patienten, dem sein Arzt geraten hatte: »Sie müssen lernen, damit zu leben.« Hätte er dies wörtlich (pessimistisch) verstanden, bestünde die einzige Möglichkeit, ohne »es« zu leben, darin, zu sterben. Ich benötigte einen erheblichen Teil einer Sitzung, um diese Suggestion aufzulösen und sie zu ersetzen durch: »Es ist nichts dagegen einzuwenden, wenn man *ohne* ›es‹ lebt.« Wir müssen uns sprachlich sehr präzise ausdrücken, um zu vermeiden, dass verängstigte Patienten unsere Äußerungen pessimistisch deuten.

64. Das Gesetz der wahrgenommenen Realität

Wenn ein Patient glaubt, dass etwas wahr ist, ist es für ihn wahr. Wir wissen, dass bei jeder Art von forensischer Arbeit die wahrheitsgemäßen Tatsachen zählen und wir Informationen, die wir in Trance erhalten haben, nur dann akzeptieren, wenn sie von unabhängiger Seite bestätigt werden. In der klinischen Arbeit ist es anders. Unabhängig davon, was real der Fall ist, gilt: Wenn ein Patient glaubt, dass etwas wahr ist, dann denkt, fühlt und handelt er dementsprechend. Wir müssen dem Patienten dort begegnen, wo er sich befindet, um nicht den Rapport zu ihm zu verlieren. Wenn wir uns einer Idee gegenüber respektvoll verhalten, obwohl wir ihr nicht zustimmen, bringen wir uns in die Führungsposition.

Wenn ich psychosomatische Störungen behandle, fordere ich Patienten oft auf, zur *ersten Situation* zurückzukehren, in der das betreffende Symptom ungeheuer wichtig war, und manchmal (selten) stoßen Patienten dann auf ein früheres Leben. In solchen Fällen hängt das Symptom gewöhnlich mit der (angeblichen?) Todesursache in jenem früheren Leben zusammen – einem Tomahawk im Kopf, einem Schwert im Magen, einer Erstickung usw. Ich deute dies als eine schutzgebende Idee (eine Art von Trance-Logik), die beinhaltet, dass ich, solange das Symptom existiert, »noch nicht tot sein kann«. Wenn ich eine ideomotorische Bestätigung für das Auftauchen dieses Gedankens erhalte, kann ich den Patienten in Trance darauf hinweisen, dass dieses Symptom in Wahrheit keine Rolle mehr spielt, weil wir wissen, dass er in jenem früheren Leben gestorben und nun in ein neues Leben zurückgekehrt ist. »Brauchen Sie dieses Symptom wirklich noch, um zu beweisen, dass Sie jetzt leben, in einem neuen Körper, in einer anderen Zeit und an einem anderen Ort?« Eine ideomotorische »Nein«-Antwort macht es in solchen Fällen leicht zu sagen: »Wäre es für Sie, da Sie es ja offenbar nicht mehr brauchen, in Ordnung, es einfach loszulassen und es sich in diesem neuen Leben behaglich zu machen?« Ich vermag nicht zu sagen, ob ein Patient tatsächlich schon einmal gelebt hat, aber ich kann einen Patienten behandeln, der glaubt, er habe schon einmal gelebt, wenn ich es als Tatsache akzeptiere, dass dies für den Patienten selbst wahr ist.

65. Gesetze der Tiefe einer hypnotischen Trance

Ein Patient geht in der Regel so tief in Trance, wie es für die Lösung eines bestimmten Problems erforderlich ist. Ein Patient verharrt in der Regel in einer hypnotischen Trance, die so leicht ist, wie sein Bestreben, sich zu schützen, es erfordert.

Dies sind nur persönliche Beobachtungen von mir. Deshalb nenne ich sie *Ewins Gesetz*.

66. Träume sind der Königsweg zum Unbewussten

»Die Traumdeutung ist ... die Via regia zum Unbewussten.«
Sigmund Freud, 1900

Ich sehe die Imagination (Tagträume) als den Schlüssel zur Hypnose an und würde deshalb den obigen Satz wie folgt umformulieren: »*Hypnose* ist der Königsweg zum Unbewussten.« Freud beschäftigte sich zunächst mit Hypnose, wandte sich aber schon früh wieder von ihr ab. Offenbar war er nicht gut in der Induktion, und er war unzufrieden mit seinen Resultaten; allerdings benutzte er nur direkte Suggestionen (Kline 1958).

67. Die ersten drei Lebensjahre

Wie wichtig die ersten drei Lebensjahre für die Persönlichkeitsentwicklung sind, ist gut belegt. Regressionen zu präverbalen Erinnerungen sind in der Hypnoanalyse von unschätzbarem Wert. Zwar lässt sich nur selten überprüfen, was der Patient ausdrückt, doch ist es therapeutisch in jedem Fall sinnvoll, es zu behandeln, als entspräche es der Realität (siehe Nr. 64), denn es kommt vom Patienten. Glaubt der Patient, es sei wahr, dann *ist* es für ihn wahr. Das Reframing eines frühen Traumas (ob real oder vorgestellt) wirkt häufig heilend.

Kinder denken wie der Hahn *Chanticleer*[6]. Als er bemerkte, dass die Sonne emporstieg, nachdem er gekräht hatte, schloss er daraus, sie sei emporgestiegen, *weil* er gekräht habe.

---

6 Aus den Canterbury Tales von Geoffrey Chaucer (Anm. d. Übers.).

68. Anamnese

Anamnese ist die korrekte Bezeichnung für das, was wir *Lebensgeschichte* nennen. *Mnesis* ist die altgriechische Bezeichnung für Gedächtnis/Erinnerung; *amnesia* ist der lateinische Ausdruck für »keine (verbale oder explizite) Erinnerung«. Die Anamnese ist folglich das, was der Patient *nicht* vergessen oder unterdrückt hat, und somit das, was er uns aus seinem *expliziten* Gedächtnis mitteilen kann. Die verbale »Geschichte« enthält Freud'sche Fehlleistungen, abweisende Antworten auf Fragen, Seufzer, versehentliche Negativierungen und unabsichtliche oder einschränkende Formulierungen, die dem *impliziten* Gedächtnis entschlüpfen und die uns auf die Spur unserer unterbewussten Einstellung bringen. Was unterdrückt wird, ist in der psychosomatischen Medizin von größter Bedeutung; deshalb müssen wir *auf den genauen Wortlaut* von Äußerungen achten.

Vom Polygraphen (Lügendetektor) wissen wir, dass ein Seufzer das im gleichen Augenblick Gesagte negativiert. Eine unwillkürlich entschlüpfte Negativierung bringt das zum Ausdruck, was der Patient zu verbergen versucht. So bedeutet beispielsweise die ausdrückliche Beteuerung »Furcht ist nicht die Ursache« das genaue Gegenteil: In der Tat ist die Ursache im betreffenden Fall Furcht. Wenn ich einen Patienten vor einer Operation frage: »Wie fühlen Sie sich vor dieser Operation?«, und er antwortet: »Okay (Pause), denke ich«, dann zeigt mir das einschränkende »denke ich«, dass der Betreffende unterbewusst gelogen hat: Er hat zwar »okay« gesagt, fühlte sich dann aber wegen seines Lügens schuldig und fügte deshalb, um sein Gewissen zu beruhigen, »denke ich« hinzu. In solch einem Fall muss ich herausfinden, welche Vorbehalte er der Operation gegenüber hat.

69. Selbstanalyse mithilfe eines Pendels oder mittels ideomotorischer Signale

Niemand hat mir beigebracht, meine eigenen Symptome mithilfe von Selbsthypnose, durch Festlegen ideomotorischer Fingersignale oder mithilfe eines Pendels im Wachzustand zu analysieren. Ich erziele gute Resultate, wenn ich meine Träume analysiere, sobald sie mir bewusst werden. Welcher Affekt liegt vor? Furcht, Wut, Liebe, Schuldgefühle, Traurigkeit oder was sonst? Welche Personen kommen in dem Traum vor: ich, meine Frau, ein Elternteil, ein Bruder oder eine Schwester, Gott, ein Feind? Bezieht sich die Handlung auf etwas, das ich in der Vergangenheit tatsächlich erlebt habe? Wenn ja, war dies dann vor 30, 20, 10 oder 5 Jahren? Wäre es für mich in Ordnung, den Vorgang auf die Ebene des Bewusstseins zu bringen? Und dann – Voilà! –, da ist er. All dies muss in Form von Fragen formuliert werden, die sich nur mit »ja« oder mit »nein« beantworten lassen.

Trigger für Träume sind interessant. Ich erinnere mich, dass ich einmal einen schrecklichen Albtraum hatte: Sechs menschliche Körper lagen vor mir, und ich stach jedem von ihnen ins Herz. Ich wachte völlig entsetzt auf und analysierte den Traum mithilfe der beschriebenen Technik. Ich fand heraus, dass ich bei meiner Arbeit als Chirurg sechsmal Herzstillstände miterlebt hatte. Die sechs Situationen waren unterschiedlich ausgegangen, doch in allen Fällen waren diese Erlebnisse für mich sehr bedeutungsvoll gewesen. In all diesen Situationen lernte ich alles, was man daraus lernen konnte, und ich dachte nicht bewusst darüber nach. Ich fragte mich, was diesen Traum, den ich während meines Urlaubs gehabt hatte, ausgelöst haben mochte. Irgendwann fiel mir ein, dass ich im Haus eines Freundes gewesen war, wo ich ein Buch mit Geschichten gefunden hatte, die mir als Kind sehr gefallen hatten. Der Autor des Buches hieß Bret *Harte*[7]. Wörter aktivieren alte Erinnerungen; sie ähneln Suchworten, mit deren Hilfe man das Unterbewusste »googeln« kann.

7 Man beachte die Ähnlichkeit mit dem englischen Wort für »Herz« – *heart* (Anm. d. Übers.).

70. Selbstregression

Eine Selbstanalyse kann eine Altersregression einschließen. Es gelang mir, mithilfe der auf Mikrofilm dokumentierten Aufzeichnungen aus dem Krankenhaus, in dem ich geboren war, eine Selbstregression zum vierzehnten Tag meines Lebens zu verifizieren. Dies habe ich im *American Journal of Clinical Hypnosis* (Ewin 1994) beschrieben.

71. Das Symptom ist eine Lösung

Das ist eine von Milton Ericksons tiefgründigsten Beobachtungen!

> »Wir alle wissen, dass Mundgeruch besser ist, als überhaupt nicht zu atmen.«

In dem Film *Forrest Gump* wird ein kleiner behinderter Junge von Rüpeln drangsaliert. Er ist entsetzt und hilflos und sieht keinen Ausweg. Seine Freundin Jenny brüllt: »Lauf, Forrest, lauf!« Das tut er. So gelingt es ihm zu fliehen. An diesem Tag hat er eine »Lösung« gefunden, die in Wahrheit ein höchst hinderliches Symptom ist: Unter Stress läuft er davon, schließlich durch die gesamten Vereinigten Staaten.

72. Zielorgan

Eine Kette ist so schwach wie ihr schwächstes Glied, und an einem Körper unter Stress treten Symptome zuerst in seinem Zielorgan (dem schwächsten Glied der Kette) auf.

Wir erleben unsere Emotionen in unserem Körper. Bei der Durchführung von Regressionen zum *erstmaligen* Auftreten des Problems habe ich immer wieder festgestellt, dass bei mit einem Trauma oder einer Krankheit verbundenen stark emotionalen Vorfällen stets das Zielorgan betroffen war. Selbst wenn sich trotz sorgfältiger ärztlicher Untersuchung kein Befund feststellen lässt, können bei einem Patienten, der eine Zangengeburt erlebt hat, unter Stress Kopfschmerzen auftreten oder bei einem Menschen, der als Kind Keuchhusten gehabt hat, Hustenanfälle oder bei einem Typhus-Überlebenden Durchfall.

73. Trance-Logik

Wird die herkömmliche (linkshemisphärische) Logik ausgeschaltet, ist der hypnotisierte Geist offen dafür, eindeutig irrationale und paradoxe Situationen oder Äußerungen unkritisch zu akzeptieren.

In New Orleans gab es einmal eine riesige Kampagne gegen Analphabetismus, und weil es einigen Werbefirmen gelang, dafür Gelder von der amerikanischen Bundesregierung zu bekommen, hingen in der ganzen Stadt riesige Plakate mit der Aufschrift »Lerne lesen«. Louisiana wirbt übrigens für sich als »Traumstaat«.

74. Zwerg im Land der Riesen

Diesen Vergleich benutzte William J. Bryan Jr., um das Dilemma eines missbrauchten Kindes zu beschreiben.

Ein Zwerg im Land der Riesen muss glauben, die Riesen wüssten, wo sie hintreten; denn wenn er das nicht glauben würde, würde er verrückt werden, weil er ständig bemüht sein müsste, sich zu schützen. Manchmal werden missbrauchte Kinder verrückt, doch diejenigen, die nicht verrückt werden, wachsen in dem Glauben auf: »Mit mir kann irgendetwas nicht stimmen, sonst hätten mich die Riesen (die doch eigentlich wissen müssen, was sie tun) nicht so behandelt.«

Es geht hier um imaginäre Schuld, die man in Trance behandeln kann, indem man sich auf die Realitätsprüfung beruft. Der Patient muss erkennen, dass die Erwachsenen, mit denen er zu tun hatte, krank waren, nicht er selbst als Kind, und dass er dieses Erlebnis hinter sich lassen muss. Indem wir eine Vorstellung verändern, verändern wir eine Krankheit.

75. *Migräne und Unterzuckerung*

Migränekopfschmerzen sprechen häufig schlecht auf hypnotische Suggestionen zur Schmerzlinderung an. Ich habe festgestellt, dass viele meiner Migränepatienten gleichzeitig unter funktioneller Hypoglykämie (Unterzuckerung) leiden, was, wie bereits Hans von Selye (1946) zeigte, durch chronischen Stress verursacht wird (siehe Nr. 86). Mithilfe eines fünfstündigen Glukosetoleranztests lässt sich feststellen, ob Hypoglykämie vorliegt. Die Ernährungsfeinde sind bei Bestehen dieses Problems Zucker, raffiniertes Mehl, Alkohol und Koffein.

Ich erziele bei Patienten, die unter Hypoglykämie leiden, gute Ergebnisse, wenn ich ihnen empfehle, täglich sechs Mahlzeiten zu sich zu nehmen, nur wenig Zucker und ebenso wenig raffinierte Kohlehydrate zu konsumieren und weder Alkohol noch koffeinhaltige Getränke zu trinken. Gleichzeitig arbeite ich mit ihnen in hypnoanalytischen Sitzungen an der allgemeinen Stresslinderung.

76. Gürtelrose und Vitamin B

Gürtelrose ist eine Infektion eines Nervenzweigs durch das gleiche Virus *(Herpes simplex)*, das auch Windpocken erzeugt, was eine Entzündung des Sinnesnervs und eine Dermatitis in dem durch den betreffenden Nerv versorgten Hautbereich zur Folge hat. Bei gesunden jungen Menschen heilt eine Gürtelrose in vier bis sechs Wochen ab, bei älteren jedoch tritt häufig keine Heilung ein, und es kann sich eine chronisch schmerzhafte postherpetische Neuralgie bilden.

Weil ein Mangel an Vitaminen des B-Komplexes eine Polyneuritis (Beriberi) *verursacht*, erscheint es mir plausibel sicherzustellen, dass kein Vitamin-B-Mangel vorliegt, wenn wir eine Neuritis zu heilen versuchen. Bei Verbindung hypnotischer Suggestionen zur Schmerzlinderung mit der Gabe hoher Dosen von Vitamin-B-Komplex und Vitamin-B_{12}-Injektionen waren meine Patienten in der Regel in weniger als vier Wochen genesen, ohne dass eine postherpetische Neuralgie entstand. Ich habe in der Literatur über Gürtelrose zwar keine einzige kontrollierte Studie über die Wirkung des Vitamin-B-Komplexes gefunden, aber das beschriebene Verfahren zeigt bei postherpetischer Neuralgie offensichtlich Wirkung, und ich weiß nicht, ob letztendlich die Hypnose oder die Vitamingabe der entscheidende Faktor ist oder ob die Wirkung der Kombination von beidem zuzuschreiben ist.

77. Warzen: Wärme, Kälte oder Kribbeln

Warzen sind das Resultat einer Virusinfektion, und wenn man sie durch Kauterisation (Ausbrennen), Vereisen, chirurgische Entfernung, örtliche Behandlung mit Salizylaten, Interferon-Injektionen usw. behandelt, tauchen sie in 30 % aller Fälle wieder und wieder auf. Diese traditionellen Behandlungsmethoden anzuwenden ist in Ordnung, doch wenn Warzen auf der Fußsohle, unter den Nägeln, an den Genitalien oder auf den Stimmbändern auftreten, ist es sinnvoller, sie mit Hypnose zu behandeln. Werden Warzen durch Hypnose geheilt, kehren sie fast nie wieder, vermutlich weil das Immunsystem des Patienten die Heilung herbeigeführt hat. Bei Kindern reichen gewöhnlich direkte Heilungssuggestionen aus. Ich benutze in solchen Fällen häufig ideomotorische Signale und gehe Cheeks sieben häufige Ursachen für Symptome (siehe Nr. 7) durch. Erstaunlicherweise bestehen bei etwa der Hälfte dieser Patienten sexuelle Probleme, die der Heilung hinderlich sind, und sobald man sich mit diesen auseinandergesetzt hat, heilen die Warzen problemlos.

Anfangs habe ich suggeriert, dass die Haut in der Umgebung der Warze warm werde und dass die stärkere Durchblutung Antikörper heranschaffe; doch oft hatte ich damit keinen Erfolg.

Wenn dieses Verfahren sich als unwirksam erwies, gab mir der Patient ein ideomotorisches Signal, dem zufolge ihm eine Kälteempfindung angenehmer gewesen wäre. Heute fordere ich das Unterbewusste des Patienten auf, sich für eine von vier Alternativen zu entscheiden – es kann Wärme, Kühle, ein Kribbeln oder ein von ihm selbst gewähltes

Gefühl erzeugen. Nachdem der Patient in Trance mithilfe eines ideomotorischen Signals seine Wahl getroffen hat, berühre ich die Warze (natürlich nicht, wenn es um Warzen im Genitalbereich geht), um taktiles Feedback zu geben, und fordere den Patienten dann auf, sich in Form eines Tagtraums vorzustellen, dass sich die Warze verändert. Wenn ein ideomotorisches Signal mir anzeigt, dass die Veränderung eingetreten ist, sage ich: »Bleiben Sie dabei, *bis die Warze geheilt ist* (siehe Nr. 54). Ihr Körper kann sich selbst heilen; Sie können diese ganze Sache also ihm überlassen und ihr keine bewusste Aufmerksamkeit mehr schenken.«

Ich beziehe in diesen Prozess keine Selbsthypnose ein, weil alle experimentellen Untersuchungen, in denen dies geschehen ist, miserable statistische Resultate hatten. Felt und seine Kollegen (1998) erzielten eine Heilungsrate von nur 5 %, und damals habe ich in einem Vorwort meine Meinung dazu geäußert, dass die Resultate nicht einmal über der einer Placebo-Reaktion lagen (Ewin 1998). Hingegen lässt sich durch Anwendung von Hypnoanalyse und insbesondere durch Vermeidung von Selbsthypnose eine 80-prozentige Heilungsquote erzielen (Ewin 1992).

78. Lassen Sie sich selbst behandeln

Eines meiner besten Erlebnisse überhaupt war, mich zu Beginn meiner Auseinandersetzung mit Hypnose selbst erfolgreich behandeln zu lassen. Dies überzeugte mich von der Brauchbarkeit dieser Behandlungsmethode und festigte in mir die Überzeugung, dass auch meine Patienten ihre Probleme lösen könnten, sofern ich ihnen entsprechende Möglichkeiten erschloss.

Émile Coué hat gesagt: »Überzeugt zu sein ist für den *Suggerierenden selbst* ebenso wichtig wie für den Klienten. Diese Überzeugung, dieser Glaube ermöglicht es ersterem, selbst dann noch gute Resultate zu erzielen, wenn alle anderen Mittel versagt haben (Hervorhebung des Autors).«

> Luke Skywalker: »Ich glaube es nicht.«
> Yoda: »Deshalb scheiterst du.«
> *(Das Imperium schlägt zurück)*

A. A. Mason (1952), der über die einzige bekannte Heilung einer »unheilbaren« angeborenen Ichthyose durch Brocq (Besnier u. Brocq (1902) berichtete, schrieb, dieser habe fälschlich angenommen, der Patient sei mit Warzen übersät, und daraufhin habe er *zuversichtlich* und erfolgreich Heilung suggeriert. Als später Biopsien zeigten, dass es sich um eine »unheilbare« Krankheit handelte, gelang es ihm nicht mehr, acht weitere Patienten, die wegen dieser Krankheit zu ihm kamen, ebenfalls zu heilen (Mason 2007).

In der Bibel heißt es: »Und wenn die Posaune einen undeutlichen Ton gibt, wer wird sich zum Kampf rüsten? So auch ihr: Wenn ihr in Zungen redet und nicht mit deutlichen Worten, wie kann man wissen, was gemeint ist? Ihr werdet in den Wind reden« (1. Korinther 14: 8–9).

79. Ernährung, Ruhe und Heiterkeit sind die besten Ärzte

»The best doctors are Dr. Diet, Dr. Quiet and Dr. Merryman.«
Jonathan Swift

Diese drei sollte man sich merken. Alle werden bereits in der Bibel erwähnt.

- Die **Ernährung** des Menschen ist in unserer Zeit häufig mangelhaft. Vitamin C ist unser Stressvitamin, und nur Meerschweinchen, anthropoide Affen und Menschen können es aufgrund eines angeborenen Stoffwechselfehlers nicht selbst produzieren. Die meisten meiner Hypnosepatienten sind wegen verschiedener Arten von Stress in Behandlung, und die *empfohlene* tägliche Mindestaufnahme von 60 mg Vitamin C (ein Glas Orangensaft) ist nicht *optimal*, sondern reicht lediglich aus, um Skorbut, eine tödliche Krankheit, zu verhindern. Ich empfehle meinen Patienten, eine zusätzliche Vitamin-C-Menge von 1000 mg täglich einzunehmen, und ich bin fest davon überzeugt, dass diese Menge nützlich ist, insbesondere weil die meisten von ihnen sich nicht gut und ausgewogen – also mit vielen Zitrusfrüchten und viel Rohkost – ernähren und weil ich es für unwahrscheinlich halte, dass sie ihre Essgewohnheiten jemals ändern werden. Außerdem liegen mehrere Untersuchungen vor, die zeigen, dass ein Mensch, der täglich ein bis zwei Gläser Wein trinkt, mit geringerer Wahrscheinlichkeit einen Herzinfarkt erleidet als jemand, der keinen Alkohol trinkt. Schon in der Bibel heißt es: »Trinke nicht mehr nur Wasser, sondern nimm ein wenig Wein dazu, um des Magens willen, und weil du oft krank bist« (1. Timotheus 5: 23).

- **Ruhe** lindert, auch wenn sie nur einige Augenblicke dauert, sowohl physische als auch psychische Anspannung. Ernest L. Rossis Erkenntnisse (2007) über die Bedeutung unserer ultradianen Rhythmen und über den Wert einer kurzen Pause an bestimmten Punkten im Tagesverlauf sind ein fester Bestandteil meiner eigenen Bemühungen um Selbstfürsorge (in meiner Praxis steht ein Lehnsessel), und ich empfehle solche Pausen auch meinen Patienten. Wenn wir ein paar Augenblicke lang Liebe oder Dankbarkeit empfinden, wird die kardiale Kohärenz wieder hergestellt (Servan-Schreiber 2006) »Seid stille und erkennet, dass ich Gott bin« (Psalm 46: 11).
- **Lachen** ist an und für sich selbst eine Belohnung, und kontrollierte Untersuchungen haben gezeigt, dass Lachen das Immunsystem stärkt. Norman Cousins' Selbstheilung von der Autoimmunkrankheit Morbus Bechterew mithilfe von Lachen und Vitamin C ist ein klassisches Beispiel für diese Möglichkeit (Cousins 2008). Schon in den Sprüchen Solomons heißt es: »Ein fröhliches Herz tut dem Leibe wohl« (Sprüche 17: 22).

80. Lachtherapie

Eine Gruppe in Shanghai nutzt das Lachen als Prophylaxe gegen Krebs. Sie wird in einem Video der Serie *The Heart of Healing* (1992) des *Institute of Noetic Science* vorgestellt. Dies entspricht der Anti-Stress-Behandlung, mit der Norman Cousins sich selbst heilte.

Schmerz und Depression sind miteinander verbunden, und Patienten, die von beidem betroffen sind, lachen nur selten. Robert Heath, Professor für Psychiatrie und Neurologie an der Tulane University, hat Experimente durchgeführt, bei denen Sonden tief in die Gehirne von Tieren und Menschen eingeführt wurden, um ein »Lustzentrum« in der Septalregion zu lokalisieren. In dem Buch, das seine Arbeit beschreibt (Heath 1996), erklärt er: »Physischer Schmerz unterschiedlichen Ursprungs wurde durch elektrische Stimulation bestimmter Bereiche im Lustsystem des Gehirns augenblicklich und dramatisch gelindert. Der Schmerz, der durch metastasierende Karzinome erzeugt wird und der sich beispielsweise durch hoch dosierte Morphine nicht eindämmen ließ, konnte durch eine 15-minütige Stimulation der Septalregion (100 Hz, 3–5 Ampere) eine Woche lang gelindert werden« (Peacock 1954). Sieben Monate vor ihrem Tod erhielt die Patientin A-6 (L. W.), bei der Karzinome im Uterus bestanden, Elektrostimulationen der Septalregion, und zwar in Intervallen, die je nach den Erfordernissen zwischen einem Tag und einer Woche variierten. In dieser Zeit war sie praktisch schmerzfrei und benötigte keine zusätzlichen Schmerzmittel. Der Autor merkt an: *»Wenn die Lust Oberhand gewinnt, verschwindet der Schmerz.«*

Ich bringe meinen Patienten bei, mittels Selbsthypnose ihren »Ort des Lachens« zu finden (siehe Nr. 48).

81. Hören unter Betäubung

Furchtsame Lebewesen (Kaninchen, Rehe, Menschen usw.) müssen die Nähe von Raubtieren so rechtzeitig erkennen, dass ihnen noch Zeit für die Flucht bleibt. Sie schützen sich mithilfe aller fünf Sinne. Doch um die Augen schließen und schlafen zu können, wenn Gefahr droht, müssen sie sich auf ihren Geruchs-, Geschmacks-, Tast- und Hörsinn verlassen können. Unter diesen warnt nur der Hörsinn vor Gefahr, bevor es zu spät ist, und diese Sinnesfähigkeit ist auch die letzte, die im Todesfall erlischt.

Wir wissen, dass eine Mutter mit einem neugeborenen Kind während eines Gewitters wie ein Stein schlafen kann, aber augenblicklich hellwach wird, sobald der Säugling sich durch relativ leise Geräusche bemerkbar macht. Dies ist selektives Hören und auch im Fall einer Vollnarkose möglich, wobei in diesem Fall gewöhnlich die Stimmen der Personen ausgewählt werden, die die Kontrolle über die Situation haben – die des Anästhesisten und die des Chirurgen.

Das ultimative Experiment bezüglich des Hörens unter Narkose war Levinsons Test, bei dem eine Katze so stark narkotisiert wurde, dass ihr EEG völlig flach verlief, und dann ein Hund in den Raum gebracht wurde. Sobald der Hund bellte, traten im EEG der Katze Spitzen auf (Levinson 1990).

Wenn Symptome eines Patienten »seit meiner Operation« bestehen, lässt sich unter Hypnose mithilfe verschiedener ideomotorischer Signale oft feststellen, dass entweder der Chirurg oder der Anästhesist während der Narkose etwas Beunruhigendes gesagt hat. Die hypnotische Technik, die es ermöglicht, solche Erinnerungen abzurufen, ist sehr zuverlässig. Niemand von denen, die behaupten, dies sei nicht möglich, hat die von David Cheek entwickelte Technik angewendet (Cheek 1959, Ewin 1990). Was erinnert wird, weist drei Eigenschaften auf: (1) Es sticht hervor, (2) es wurde vom behandelnden Chirurgen oder vom Anästhesisten gesagt, und es wurde (3) zu einem bedeutsamen Zeitpunkt im Laufe der Operation geäußert. Zum Zeitpunkt des ersten Schnitts im Rahmen einer *exploratorischen* Bauchoperation ist die Suggestion »Alles ist in Ordnung« nicht adäquat, doch beim Verschließen der Wunde nach der Exploration ist eine solche Äußerung angebracht und förderlich.

Ich hatte einmal einen Patienten, der sich an einen chirurgischen Eingriff absolut nicht mehr erinnern konnte, doch im Rahmen einer hypnotischen Regression hörte er seinen Neurochirurgen während einer Rückenoperation sagen: »Ich werde das erledigen«[8]. Diese Äußerung hatte zur Folge, dass er sich von der Operation nie erholte. Nachdem ich herausgefunden hatte, was der Chirurg gesagt hatte, ersetzte ich in Trance den obigen Satz durch: »Ich werde das reparieren.« Anschließend wurde eine neurologische Untersuchung mit normalem Befund abgeschlossen und festgestellt, dass das MRI und die Röntgenaufnahmen des Patienten unauffällig waren. Er nahm daraufhin an einem beruflichen Rehabilitationsprogramm teil und konnte im Anschluss daran wieder arbeiten. Vorher war er zwei Jahre lang kaum in der Lage gewesen, sich von einem Stuhl zu erheben.

8 engl.: »I'll fix him.«

82. Adrenalin (Epinephrin) fixiert Erinnerungen

Deshalb gelang es Norman Weinberger (Weinberger et al. 1984), bei Ratten unter Vollnarkose eine pawlowsche Konditionierung durchzuführen, indem sie den Tieren zum Zeitpunkt eines Geräuschs und eines Elektroschock-Reizes Epinephrin injizierten.

Im Wachzustand zeigten die Versuchstiere beim Hören des konditionierten Geräuschs aversives Verhalten, wohingegen dies bei Kontrolltieren, denen man eine Salzlösung injiziert hatte, nicht der Fall war.

Furcht ist unsere stärkste Emotion, und Traumata führen zur Ausschüttung von Adrenalin. Der Selbsterhaltungsinstinkt bewirkt, dass wir uns Erlebnisse, die wir als gefährlich einstufen, einprägen und dass wir uns sorgsam bemühen, ähnliche Vorfälle in Zukunft zu meiden. Die posttraumatische Belastungsstörung ist die stärkste aller Prägungen.

83. In Notfällen ist Rapport nicht erforderlich

In einem Notfall ist kein Rapport, sondern nur eine Legitimation erforderlich. Wir alle wissen, dass Rapport eine unverzichtbare Voraussetzung für psychotherapeutische Arbeit ist. Dies entfällt in einer akuten Notlage, und hypnotische Techniken sind in solchen Situationen selbst dann wirksam, wenn ein völlig Fremder sie benutzt. Das erste Naturgesetz ist das Gesetz der Selbsterhaltung, und im Falle einer Explosion, Vergewaltigung, Schulterauskugelung oder wenn das Köpfchen des Babys aus dem Körper der Mutter austritt, ist der Geist auf Furcht und Überleben fokussiert, und ein hypnoider Zustand entsteht. Die Furcht setzt jede Logik außer Kraft, und der Betroffene bittet jede erreichbare und zuverlässig wirkende Person um Hilfe.

Die einzige Induktion, die ich in solchen Fällen benutze, lautet: »Ich bin Dr. Ewin, und ich kann Ihnen helfen. Werden Sie tun, was ich Ihnen sage?« Antwortet der Patient darauf mit »ja«, kann ich fortfahren: »Gut, Sie sind jetzt in Sicherheit. Schließen Sie die Augen, atmen Sie tief, und überlassen Sie alles Weitere mir. Sie können Ihre Gedanken und Gefühle an ihren Ort des Lachens schweifen lassen, während ich alles Erforderliche tue, damit es Ihnen gut geht.« Ich bitte den Patienten, mir durch ein ideomotorisches Signal anzuzeigen, wenn er den »Ort des Lachens« gefunden hat. Sobald dies geschehen ist, kann ich die ausgekugelte Schulter wieder einrenken, eine Platzwunde vernähen oder den Knochenbruch richten. Weil es das Ziel ist, dass es dem Patienten gut geht, und nicht etwa zu beweisen, wie großartig Hypnose wirkt, zögere ich in solchen Fällen nicht, nötigenfalls ein Lokalanästhetikum einzusetzen.

James Esdaile erkannte dieses Prinzip, als er im Jahre 1850 in Indien als Chirurg arbeitete. Er schrieb: »Wenn ich meine Patienten dem heilenden Einfluss des Mesmerismus auf körperliche Beschwerden unterwarf, dachte ich nie auch nur im Geringsten an psychischen Rapport ... Bei der Behandlung psychischer Krankheiten hingegen ist Rapport wahrscheinlich erforderlich« (Esdaile 1850).

84. Die leichteste Suggestion lautet: »Fahren Sie fort mit dem, was Sie im Moment tun«

Es erscheint logisch, dass das autonome Nervensystem, während es die Körperfunktionen steuert, genau weiß, was es im Moment tut. Da wir unsere unzuträglichen Ideen ohne jede Mühe entwickeln, müsste es sich mit den zuträglichen eigentlich genauso verhalten. Wenn das, was geschieht, wünschenswert ist, müsste es eigentlich leicht sein, die Suggestion zu akzeptieren, man solle weiter tun, was man ohnehin im Moment tue.

Bei Patienten mit akuten Verbrennungen sieht die übliche Notfallbehandlung vor, ihnen ein kräftiges Betäubungsmittel zu geben und die verbrannten Körperbereiche mit vereisten Handtüchern zu bedecken. Komme ich dann in die Notfall-Ambulanz, hat die Wirkung des Betäubungsmittels eingesetzt, die verbrannte Haut ist vereist, und ich brauche nichts weiter zu tun, als zu sagen: »Achten Sie darauf, dass der ganze betroffene Bereich kühl ist und sich angenehm anfühlt. Signalisieren Sie es mir, sobald Sie dies wahrnehmen, indem Sie diesen Finger heben (ich berühre einen Zeigefinger des Patienten).« Wenn ich dieses Signal erhalte, sage ich: »Gut, bleiben Sie so lange in diesem Zustand, bis die Heilung eingetreten ist.«

Ich hatte einen Kollegen, der Akupunkturbehandlungen durchführte, um Schmerzen zu bekämpfen. Er berichtete mir, er habe mehrere Patienten mit sympathischer Reflexdystrophie (Sudeck-Syndrom) behandelt und bei ihnen mithilfe von Akupunktur Schmerzlinderungen erreicht, die 12–48 Stunden angehalten hätten; anschließend habe sich der Schmerz wieder eingestellt. Aus Untersuchungen geht hervor, dass Akupunktur Schmerzen durch Ausschüttung von Enzephalinen (natürlichen Opiaten) lindert, deren Wirkung man durch den Opiatantagonisten Naloxon hemmen kann. Wir behandelten fünf Patienten, die sechs Wochen lang je eine Akupunkturbehandlung erhalten hatten, was ihnen jedoch nur zeitweilig Linderung gebracht hatte. Während ihrer schmerzfreien Zeiten führte ich bei ihnen Hypnosebehandlungen durch, in denen ich ihnen suggerierte, sie sollten »darauf achten, wie angenehm sich Ihr Zustand anfühlt, und dass Ihr Körper ihn aufrechterhalten kann«. Bei drei der Behandelten gelang durch diese Kombinationsbehandlung eine vollständige Auflösung der Schmerzen. Bei einem Patienten wurde eine 50-prozentige Verbesserung erreicht, und beim fünften trat keinerlei Besserung ein. Da mein Kollege in eine andere Stadt umgezogen ist, wo er nun an einer anderen Universität arbeitet, haben wir unsere Experimente nicht fortgesetzt.

85. Die besten Suggestionen bestehen aus maximal zehn Wörtern

Obwohl es unserem Ansatz entspricht, Menschen mit Wörtern zu behandeln, reden wir in Trance zu viel. Nachdem ich einem Patienten im Wachzustand die erforderlichen Erklärungen und im Trancezustand Suggestionen gegeben habe, empfiehlt es sich, die Botschaft in höchstens zehn Wörtern zusammenzufassen und diese dann dreimal oder häufiger zu wiederholen, damit sie haften bleiben. Benutze ich beispielsweise Levitans präoperative Suggestion (siehe Nr. 54), lautet meine Zusammenfassung: »Wenn nicht hilfreich – chinesisch«, und dies wiederhole ich dann mindestens dreimal.

Die sehr umfassenden Selbsthypnosesuggestionen von Émile Coué (1905) führten oft zu erstaunlichen Heilungen. Er ließ seine Patienten zweimal täglich je zwanzigmal den Satz »Jeden Tag geht es mir in jeder Hinsicht immer besser« wiederholen – zehn Wörter!

Gute politische Slogans sind kurz und werden häufig wiederholt. Ich erinnere mich noch gut daran, im Geschichtsunterricht in der Highschool gelernt zu haben, dass der Slogan »Tippecanoe and Tyler too« dazu beitrug, dass William Henry Harrison zum 9. Präsidenten der USA gewählt wurde. Mit »I like Ike« gelang Eisenhower das gleiche, und bei Obama war es »Yes, we can«. Eine Suggestion sollte ebenso im Gedächtnis haften bleiben wie ein Slogan.

Als ich das erste Mal Monets Bild *Impression, Sonnenaufgang* sah (das Gemälde, das der impressionistischen Bewegung in der bildenden Kunst ihren Namen gab), wurde mir klar, dass man zwar seitenlange Abhandlungen über die speziellen Farben, den Fokus, die Kontraste usw. dieses Bildes schreiben kann, die beiden Wörter seines Titels jedoch ausreichen, um das alles in meinem Gedächtnis zu fixieren.

86. Alle Tests außer einem

Nehmen wir einmal an, der Patient hat schon zahlreiche Spezialisten konsultiert, war in mindestens einer angesehenen Klinik, man hat bei ihm »alle bekannten Untersuchungen« (außer einer) durchgeführt, und man hat ihm gesagt, die Ergebnisse aller Tests seien normal gewesen, und im Grunde sei bei ihm alles in bester Ordnung. Trotz all dieser Bemühungen fragt er sich weiter: »Warum bekomme ich ständig Kopfschmerzen, fühle mich permanent müde, weine schnell, vergesse Dinge, schlafe schlecht und (hier folgt eine Liste anderer Störungen des Nervensystems)?« Als ich mir angewöhnte, solchen Patienten gründlich zuzuhören, wurde mir klar, dass die meisten von ihnen in meinen Augen »normale Neurotiker« waren. Sie waren keine Verrückten. Doch irgendetwas stimmte mit ihrer Gesundheit nicht. Das, wonach ich suchte, fand Hans von Selye durch Untersuchungen an 15.000 Labortieren heraus. Er nannte es *allgemeines Adaptationssyndrom* (Selye 1946), und gemeint sind damit die physiologischen Veränderungen, die bei *chronischem Stress* jeder Art auftreten.

Chronisch gestresste Menschen durchlaufen drei Stadien: Alarm, Widerstand und Erschöpfung. Chronischer Stress erschöpft die Nebennierenrinde und den Thymus (der die T-Zellen des Immunsystems produziert), und die Betroffenen erkranken an funktioneller Hypoglykämie und an Autoimmunkrankheiten. Das gesamte Nervensystem wird bei ihnen mit weniger Brennstoff (Glukose) als nötig versorgt und funktioniert deshalb nicht richtig. Der Test, der in solchen Fällen mit ziemlicher Sicherheit *nicht* durchgeführt wurde, ist ein fünfstündiger Glukosetoleranztest (GTT). Die

Hypoglycemia Support Foundation hat einen nützlichen Fragebogen entwickelt,[9] den ich in Fällen der beschriebenen Art verwende. Liegt der Punktwert des Befragungsergebnisses über 20, verordne ich einen fünfstündigen GTT. Der übliche dreistündige GTT ist zur Klärung dieser Diagnose nutzlos, und das Gleiche gilt für einmalige Messungen des Blutzuckerspiegels zum Zeitpunkt des stärksten Auftretens der Symptome. Fällt der Blutzuckerspiegel beim fünfstündigen GTT um mehr als 20 mg/dl unter das Fastenniveau, ist das Testergebnis positiv, und eine Veränderung der Ernährung ist dringend erforderlich. Der Patient muss dann sechs Mahlzeiten täglich einnehmen, darf nur wenig raffinierten Zucker, wenig raffinierte Stärke und keinerlei Alkohol oder Koffein konsumieren, und gleichzeitig sollte er zur Stresslinderung eine Hypnosebehandlung erhalten (siehe Nr. 75).

9 Verfügbar unter: http://hypoglycemia.org/quiz [31.5.2011]

87. »Lassen Sie sich Ihre Misserfolge nicht zu Kopfe steigen« (William Kroger)

Dies ist eine amüsante Möglichkeit, Hypnoseanfängern guten Rat zu geben. Nur zu oft sind sich Neulinge in der Anwendung der Technik unsicher, sie teilen dies ihren Patienten mit (siehe Nr. 78), erzielen schlechte Resultate und geben deshalb schließlich die Arbeit mit Hypnose ganz auf.

Als ich meine erste Induktion ausführte und den Patienten dazu gebracht hatte, die Augen zu schließen, öffnete ich mein Lehrbuch und las ihm das Skript vor. Das funktionierte. Schon sehr bald war ich in der Lage, den Text in eigenen Worten zu formulieren, sodass ich ihn nicht mehr nachzuschlagen und abzulesen brauchte. Wenn Sie zulassen, dass die Angst vor dem Versagen von Ihnen Besitz ergreift, hemmen Sie Ihre Initiative, und das bekommt der Patient mit Sicherheit mit (siehe Nr. 27 und 78).

Tom Edison sagte, in seinem Labor habe er nie erlebt, dass ein Experiment fehlgeschlagen sei, doch er habe neunundneunzig Dinge gelernt, die nicht funktionierten.

88. Verbrennungen haben zwei Komponenten

Es ist nicht allgemein bekannt, dass eine Verbrennung sich aus zwei Komponenten zusammensetzt: der äußeren Hitzeverletzung der Haut und der inneren Entzündungsreaktion auf die Verletzung (siehe Nr. 31). Wer schon einmal einen Sonnenbrand gehabt hat, weiß, dass man ein wenig Schmerz spürt, wenn man aus der Sonne geht, doch die Verletzung durch die Hitze ist dann abgeschlossen. Einige Stunden später treten Blasen, Fieber, Schmerzen und Schwellungen auf. Der anfängliche *Schmerz* ist das Alarmsystem des Körpers, das sagt: »Tu etwas, du bist in Gefahr.« Der spätere Schmerz jedoch ist ein Entzündungsschmerz (die Kardinalzeichen für eine Entzündung sind *Calor, Dolor, Rubor* und *Tumor* [Wärme, Schmerz, Rötung und Schwellung]). Der anfängliche Schmerz ist eine vorübergehende Erscheinung, die Entzündung hingegen hält lange an. Die Bradykinine (Enzyme), welche die Entzündung verursachen, werden in den ersten beiden Stunden ausgeschüttet, und wenn es möglich ist, den Patienten in diesem Zeitraum (oder während der ersten vier Stunden) zu hypnotisieren, und wenn es ihm gelingt zu halluzinieren, dass der betroffene Bereich sich »kühl und angenehm« anfühlt, kann dieser nicht gleichzeitig auch erhitzt und schmerzhaft sein, was zur Folge hat, dass keine entzündungsfördernden Enzyme ausgeschüttet werden. Wird der Entzündungsanteil einer Verbrennung auf diese Weise schon im Anfangsstadium unterdrückt, schreitet die Verbrennung nicht vom ersten zum zweiten oder vom zweiten zum dritten Grad fort, und der Schmerz, der während der Heilung auftritt, ist minimal.

Ebenso wie man erreichen kann, dass der äußere Verbrennungsreiz keine Reaktion hervorruft, kann man eine innere Entzündungsreaktion initiieren, ohne dass ein entsprechender physischer Reiz existiert. Leon Chertoks Film *Can Your Mind Control Your Body?* (1982) demonstriert, wie man mithilfe einer kalten Münze, die man auf den Unterarm eines Patienten drückt, eine Blase erzeugen kann, wenn man gleichzeitig suggeriert: »Sie wird eine Blase verursachen, als ob sie heiß wäre.«

Die indianischen Feuerläufer fasten eine Woche, leben in dieser Zeit sexuell enthaltsam, unterziehen sich mentalen Vorbereitungsritualen und widmen ihren Feuerlauf dann den Göttern. Menschen aus westlichen Kulturen, die an diesem (hypnoiden) Ritual teilnehmen, können dies auch. Die Feuerläufer von den Fidschi-Inseln glauben, die Vulkangöttin habe ihrem Stamm die Gabe der Unempfindlichkeit gegen Verbrennungen verliehen. Sie brauchen kein Ritual.

89. Analogie zwischen Hypnose und Chirurgie

Ich vergleiche die Hypnose immer wieder gern mit der Chirurgie. Hat ein Patient eine Blinddarmentzündung, geben wir ihm zunächst ein Narkosemittel. Dies erleichtert den chirurgischen Eingriff, heilt aber nicht. Wenn der Patient aus der Narkose erwacht, ohne dass der Blinddarm entfernt worden ist, hat er weiterhin eine Blinddarmentzündung.

Die Trance-Induktion wirkt wie ein Narkosemittel: Sie fördert die Behandlung, doch wenn nur diese Induktion und später das Aufwecken erfolgt, ist der Patient immer noch krank.

Im Falle eines chirurgischen Eingriffs ist die Operation der heilende Faktor. Es muss allerdings die *richtige* Operation sein – eine Appendektomie (Entfernung des Blinddarms). Die Entfernung der Gallenblase oder der Gebärmutter würde im Falle einer Blinddarmentzündung nicht helfen.

In der Hypnose ist die Suggestion der heilende Faktor – allerdings muss es die *richtige* Suggestion sein.

Unsere analytischen Fähigkeiten ermöglichen es uns, die richtige Suggestion zu finden. Im Falle eines chirurgischen Eingriffs muss der Patient die Heilung selbst zum Abschluss bringen. Wenn an der Narbe des entfernten Blinddarms ein Abszess entsteht und dieser aufreißt, befindet sich der Patient in keiner besseren Situation, als wenn er nie operiert worden wäre.

In der Hypnose muss der Patient die Suggestion akzeptieren; sonst tritt keine Besserung ein.

Induktionen zu benutzen ist grundsätzlich leicht. In unseren Workshops versuchen wir zu vermitteln, wie man die *richtige* Suggestion findet und wie man erreicht, dass diese für den Patienten *akzeptabel* ist.

90. Einwilligung zu einer Operation nach erfolgter Aufklärung

Durch die informierte Einwilligung zu einem chirurgischen Eingriff kann das *Gesetz der pessimistischen Deutung* (siehe Nr. 63) in Funktion treten. Im amerikanischen Bundesstaat Louisiana, wo ich wohne, gab es einmal ein Gesetz, demzufolge ein Patient, der eine Einverständniserklärung unterschrieben hatte, als vollständig informiert anzusehen war. Diese Regelung wurde eingeführt, um Chirurgen vor einer Flut von Klagen wegen Behandlungsfehlern zu schützen. In dem Formular hieß es: »Mir ist klar, dass mit dieser Operation und/oder der dazu erforderlichen Narkose manchmal unter anderem die folgenden bekannten Risiken verbunden sind: Schädigungen des Gehirns, entstellende Narben, Lähmungen, Verlust von Körperorganen oder deren Funktionsfähigkeit sowie Verlust eines Arms oder Beins oder seiner Funktionsfähigkeit.« Dieses Gesetz wurde mittlerweile abgeändert, aber zur Zeit seiner Gültigkeit wirkte das besagte Formular wie eine Horrorgeschichte, die ein Patient keinesfalls allein hätte lesen sollen. Sind bestimmte häufig vorkommende Komplikationen einer bestimmten Operation bekannt, schreibe ich diese auf und informiere den Patienten persönlich darüber.

Zur Zeit der Gültigkeit des alten Standardformulars war es mir wichtig, dem Patienten zu ersparen, eine rechtshemisphärische Vision irgendeiner der darin beschriebenen entsetzlichen Möglichkeiten zu entwickeln. Deshalb führte ich ein Gespräch mit ihm und hielt den Fokus so auf die linke Hemisphäre konzentriert. Zunächst sagte ich: »Ich nehme an, Ihnen ist bekannt, dass mit jeder größeren Narkose und jeder Operation bestimmte Risiken verbunden sind, richtig?« – »Ja.« – »Nun, das Gesetz schreibt mir vor, Sie über die schlimmsten Dinge zu informieren, die im Laufe einer größeren Operation passieren können. Außerdem muss ich Sie bitten, dieses Formular zu unterschreiben und dadurch zu bestätigen, dass wir über diese Dinge gesprochen haben. Es ist tatsächlich vorgekommen, dass jemand im Laufe einer solchen Operation gestorben ist, gelähmt wurde, ein Körperglied verlor usw. Haben Sie dazu irgendwelche Fragen? Dann unterschreiben Sie bitte hier.« Ich versuche zu verhindern, dass meine Patienten in einen hypnoiden Zustand hineintreiben und dass sie tagträumen, irgendetwas von dem, was ich beschrieben habe, widerfahre ihnen tatsächlich (siehe Nr. 63). Es geht mir darum, diese Dinge als etwas darzustellen, das anderen Menschen passiert ist!

Einmal kam ein Patient zur Behandlung einer sympathischen Reflexdystrophie[10] seiner linken unteren Extremität. Seine linke Achillessehne war gerissen und gut wiederhergestellt worden, doch weil die Hautnarbe mit der Sehne verwachsen war, war seine Bewegungsfähigkeit eingeschränkt. Der behandelnde Orthopäde hatte dem Patienten einen plastischen Chirurgen empfohlen, der die Narbe von der Sehne ablösen sollte – eine relativ einfache Prozedur. Die Krankenschwester übergab ihm das weiter oben beschriebene Formular, und er las es sorgfältig durch – auch, dass er ein Körperglied verlieren könnte. Er unterschrieb das Schriftstück, sagte nichts, ließ die Operation ausführen und konnte das Bein nach der Operation nicht mehr bewegen. Als er zu mir kam, ging er auf Krücken, die das Bein völlig entlasteten.

Wir wissen, dass alle Suggestionen letztlich Selbstsuggestionen sind (siehe Nr. 62, 5. Gesetz, und Nr. 63).

---

10 Komplexes regionales Schmerzsyndrom (Anm. d. Übers.).

91. Wir empfinden Emotionen in unserem Körper

Frustration erzeugt häufig Kopfschmerzen. Menschen, die sich verraten oder betrogen fühlen, haben das Gefühl, einen Dolchstoß in den Rücken bekommen zu haben. Unterdrückte Wut verursacht einen Knoten im Bauch. Und ein Schrecken lässt das Herz stolpern.

Psychosomatische Medizin ist am erfolgreichsten, wenn es uns gelingt, die Vorstellung zu verändern, durch die das Symptom hervorgerufen wird. Das Zielorgan identifiziert sich selbst.

92. Tonaufnahmen von Induktionen und Selbsthypnose

Viele meiner Kollegen berichten, sie erzielten ausgezeichnete Resultate, indem sie ihren Patienten beibrächten, sich selbst zu hypnotisieren. Offenbar mache ich in dieser Hinsicht irgendetwas falsch, denn es ist mir bisher nicht gelungen, auf diese Weise ähnlich gute Resultate zu erzielen, die Enthusiasmus rechtfertigen würden. Allerdings benutze ich, wenn es um mich selbst geht, regelmäßig Selbsthypnose.

Weil uns schädliche Ideen ohne jede Bemühung zufließen, nehme ich an, dass es sich mit guten Ideen ebenso verhält, und das Anhören aufgenommener Induktionen kostet keinerlei Mühe. Ich nehme in solchen Fällen eine kurze Induktion, geeignete Suggestionen und eine Aufweckprozedur auf – unabhängig davon, ob es um meine Patienten oder mich selbst geht.

93. Die posthypnotische Triade

Gibt man jemandem, der sich in tiefer Trance befindet, eine posthypnotische Suggestion, geschehen drei Dinge:

1. Die Suggestion wird wie unter Zwang ausgeführt.
2. Es entsteht eine verbale Amnesie (Quellenamnesie) für den Ursprung der Idee.
3. Der Hypnotisierte entwickelt für sein Verhalten eine Rationalisierung.

Das Gleiche geschieht, wenn ein Patient eine fixe Idee hat (Janets *idée fixe*) und insbesondere wenn die fixe Idee zur Entstehung einer Phobie führt. Man kann sich einer solchen Idee zwar widersetzen, aber nur um den Preis einer Angstattacke. Jemand, der unter einer Aufzugphobie leidet, kann sich zwingen, eine Aufzugkabine zu betreten, doch bricht dann bei ihm wahrscheinlich kalter Schweiß aus, sein Puls rast, der Blutdruck steigt, und er ist angespannt. Er ist gerne bereit, zehn Stockwerke die Treppe hochzugehen, um keine Angstattacke zu erleiden. Er kann nicht erklären, weshalb er sich so fühlt (Quellenamnesie). Und auf die Frage, warum er die Treppe hinaufsteigt, antwortet er möglicherweise, er tue dies, um seinen Körper fit zu halten.

94. Das Unbewusste hat die Pflicht, den Organismus zu schützen

Das erste Naturgesetz ist die unbedingte Priorität des Selbstschutzes. Jedes Lebewesen, das sich nicht schützt, wird ausgelöscht.

Das Unbewusste hat die Aufgabe, dem Selbstschutz dienende Maßnahmen zu automatisieren, sie zu Reflexen werden und ihre Nutzung von der Intuition steuern zu lassen. Symptome sind häufig irrationale Bemühungen um Sicherheit. Siehe hierzu, was ich über permanente Schmerzen (siehe Nr. 32) und über die Fixierung von Erinnerungen durch Adrenalin (siehe Nr. 82) geschrieben habe.

95. Reaktion auf Kortison oder Antihistamine

Die Reaktion auf Kortison oder Antihistamine liefert in vielen Fällen Hinweise darauf, dass sich eine physische Krankheit auch durch Hypnose beeinflussen lässt.

Asthma, Nesselsucht und die meisten Autoimmunkrankheiten sprechen auf Hypnose ungefähr so gut an wie auf Kortison, ohne dass die mit Letzterem verbundenen Nebenwirkungen auftreten.

96. Der Grad der Hypnotisierbarkeit ist unerheblich, wenn es um ideomotorische Signale geht

Der Begriff »ideomotorisch« beinhaltet nichts weiter, als dass eine Idee eine motorische Bewegung aktiviert. Dies ist eine Form der Körpersprache, und normalerweise verfügen alle Menschen im Wachzustand über eine Körpersprache. Unabhängig von der Stärke der Hypnotisierbarkeit nicken Menschen unbewusst, wenn sie »ja« sagen, und sie schütteln den Kopf, wenn sie »nein« sagen.

In Trance ist es wesentlich leichter, die minimale Mühe aufzuwenden, die Fingersignale erfordern, als den Kopf zu schütteln oder zu nicken. Doch beide Möglichkeiten erfüllen ihren Zweck.

97. Direkte Suggestion in Hypnose und Hypnoanalyse

Direkte Suggestion in Hypnose (DSIH) und Hypnoanalyse sind so unterschiedlich wie Tag und Nacht. Wir lehren DSIH in unseren Grundkursen und haben ein dickes Buch mit Skripts für verschiedenartige Situationen zusammengestellt. Der Grad der Hypnotisierbarkeit des Patienten ist bei der Anwendung dieser Technik ausschlaggebend für den Erfolg, und meiner Erfahrung nach sind die Ergebnisse, die sich damit erzielen lassen, kaum besser als eine Placeboreaktion; sie liegen bei ca. 50 % (wenn es um Nichtrauchen geht, sogar nur bei 20–40 %). DSIH ist insofern besser als ein Placebo, als dadurch eine Idee fest installiert wird, wohingegen die Wirkung eines Placebos allmählich abklingt.

Die *Hypnoanalyse*, die mit ideomotorischen Signalen arbeitet, kommt einer Erfolgsquote von 80 % näher, und die Hypnotisierbarkeit ist in diesem Fall kein kritischer Punkt. Eine Hypnoanalyse kann man im Wachzustand unter Nutzung eines Pendels durchführen. Es handelt sich dabei um eine einsichtsorientierte Therapie, welche die dystone Idee identifiziert und so deren Ersetzung (Umdeutung) durch eine syntone Idee ermöglicht. Wenn es gelingt, eine Schmerzen verursachende Idee in eine zuträgliche zu verwandeln, ist eine langfristige Heilung erreicht.

Ich würde eher einen Patienten mit schwacher Hypnotisierbarkeit mit Hypnoanalyse behandeln als einen Patienten mit starker Hypnotisierbarkeit mit DSIH. Graham und Evans (1977) haben gezeigt, dass Patienten mit guter Hypnotisierbarkeit bei der Anwendung von DSIH häufiger Rückfälle erleiden als Patienten mit schwacher Hypnotisierbarkeit.

98. Augenroll-Induktion bei geschlossenen Augen

Das *Hypnotic Induction Profile* (HIP) ist ein schnell durchführbarer Test der Hypnotisierbarkeit, der Augenrollen bei offenen Augen einschließt. Viele Therapeuten benutzen ihn als anfängliche Induktion, um festzustellen, welche Art von Reaktionen bei direkten Suggestionen zu erwarten ist.

Ich habe festgestellt, dass ein Patient, der bezüglich des Augenrollens einen niedrigen Wert erreicht, meine Erfolgserwartung verringert, meinen Enthusiasmus dämpft und unserem Rapport schadet. Deshalb bin ich zu der Auffassung gelangt, dass es besser ist, vor Beginn der Behandlung nichts über die Hypnotisierbarkeit eines Patienten zu wissen – da es sich um eine stabile Größe handelt, kann ich sie später immer noch testen.

Ich lasse meine Patienten zunächst die Augenlider schließen und dann die Augäpfel nach oben rollen und tief atmen (dies ist die Induktion, die ich üblicherweise benutze); auf diese Weise vermeide ich es, ein lesbares Augenrollzeichen zu erhalten. Weil die Hypnotisierbarkeit im Falle der Hypnoanalyse, die ich ohnehin bevorzuge, kein Problem ist (siehe Nr. 96 und 97), glaube ich, dass meine klinischen Resultate eher besser als schlechter werden, gerade weil ich zunächst auf den Test verzichte.

99. *»Ich will reden«*

Bei der Hypnoanalyse mithilfe ideomotorischer Signale sollte man unbedingt folgendes Signal installieren: »Wenn Ihnen etwas in den Sinn kommt, das Sie mir mitteilen wollen, oder wenn Sie mich etwas fragen wollen, dann heben Sie einfach die Hand (Berühren der Hand des Patienten), und wir können reden.«

Ein Patient *initiiert* in Trance normalerweise kein Gespräch (siehe Nr. 57), aber es ist für ihn kein Problem, ein ideomotorisches Signal zu geben. Während einer Trance findet viel wichtige freie Assoziation statt, und man sollte sich mit diesen Einfällen, wenn sie auftauchen, auseinandersetzen. Viele dieser Gedanken sind nicht mehr erreichbar, sobald der Patient sich wieder im Wachzustand befindet und seine linkshemisphärische Verarbeitung wieder dominiert.

100. Spiritualität

Spiritualität ist etwas völlig anderes als Religiosität. Man braucht keiner organisierten Religion oder Sekte anzugehören, um sich Gedanken über den Sinn des eigenen Lebens machen zu können. Es wirkt deprimierend, ein sinnloses Leben zu führen, und viele meiner depressiven Patienten haben aus dem Blick verloren, dass *alle* Kinder unseres Schöpfers *kostbar* sind, auch wenn keines von ihnen vollkommen ist (siehe Nr. 14). Wir sind dafür verantwortlich, unser Leben sinnvoll, nützlich und erfreulich zu gestalten, und wenn ein Patient das Gefühl hat, sein Leben sei sinnlos, dann ist das in meinen Augen ein spirituelles Problem.

Niemand geht zum Arzt, um seine Religion zu wechseln, und ich predige Patienten auch nicht. Doch indem ich nichts weiter tue, als ihnen meine Wahrnehmung mitzuteilen, dass sie ein spirituelles Problem haben, gelingt es mir manchmal, Türen zu öffnen und sie zu einer anderen Art von Introspektion anzuleiten, die sich oft als produktiv erweist. Statt aus der Bibel zu zitieren, erwähne ich oft, dass ich die amerikanische Unabhängigkeitserklärung für einen guten Ansatzpunkt halte: »Wir halten diese Wahrheiten für ausgemacht: dass alle Menschen gleich erschaffen und von ihrem Schöpfer mit gewissen unveräußerlichen Rechten bedacht worden sind, zu denen das Recht zu leben, Freiheit und das Streben nach Glück zählen.«

101. Das Post-Konkussionssyndrom

Das Post-Konkussionssyndrom sollte hier erwähnt werden, weil es meinen Erfahrungen gemäß meist infolge von schlechter Kommunikation und von diagnostischen Irrtümern auftritt und es insofern iatrogenen (ärztlich verursachten) Ursprungs ist. Eine echte *zerebrale Konkussion*, eine Gehirnerschütterung, ist eine *temporäre* physiologische Dysfunktion des Gehirns (keine neurologische und auch keine auf einem MRT erkennbare Abnormität), der eine vollständige Genesung folgt (so wie es auch bei einem »eingeschlafenen« Fuß oder Bein während eines Kinobesuchs der Fall ist). Mit einer Gehirnerschütterung ist verbunden, dass die Betroffenen kurzzeitig das Bewusstsein verlieren und sich an den Vorfall selbst anschließend nicht mehr erinnern können. Anders verhält es sich bei einer *Hirnkontusion* oder Gehirnprellung, die im Gehirn eine eindeutige Verletzung erzeugt, verbunden mit neurologischen Veränderungen, die beim MRT sichtbar werden und langfristige Folgen haben können.

Plinius der Ältere sagte: »Derjenige, der den Blitz sah und den Donner hörte, ist nicht der gleiche wie derjenige, den der Blitz traf.« Wenn mir also ein Patient, der einen Schlag auf den Schädel abbekommen hat (man bedenke, dass das Gehirn durch die Schädelknochen geschützt wird), alle Einzelheiten des erlebten Vorfalls mitteilt, weiß ich, dass sein *Gehirn* nicht verletzt worden sein kann, auch wenn der Betreffende glaubt, er habe kurzzeitig das Bewusstsein verloren. Die korrekte Diagnose in solch einem Fall lautet *Schädelprellung*, und diese ähnelt einer Prellung am Arm, am Bein oder einem anderen Körperteil, wie man sie bei jedem

Football-Spiel erleiden kann. Der Schädel schmerzt dann eine Weile, und irgendwann normalisiert sich der Zustand wieder.

Das Wort »Konkussion« (»Erschütterung«) hat für Laien eine völlig andere Bedeutung als diejenige, die ich hier soeben beschrieben habe. Wenn ein Arzt einem Patienten mitteilt, er habe eine Gehirnerschütterung, ohne ihn darauf hinzuweisen, dass sein Zustand neurologisch völlig normal ist und seine Heilungschancen ausgezeichnet sind (ganz gleich, ob er glaubt, das Bewusstsein verloren zu haben, oder nicht), dann hat der Arzt damit die Büchse der Pandora geöffnet. Geht der Patient dann nach Hause und teilt seiner Frau mit, der Arzt habe gesagt, bei ihm bestehe eine Gehirnerschütterung, erzählt die Frau dies wahrscheinlich ihren Freundinnen weiter, es werden Fragen über Kopfschmerzen oder Verhaltensveränderungen gestellt (Nocebos, siehe Nr. 54), und wenn der Patient den Arzt dann in der nächsten Woche wieder aufsucht, berichtet er über zahlreiche subjektive Symptome, die sich physiologisch nicht erklären lassen, und möglicherweise hat sich sogar schon eine deutliche Beeinträchtigung eingestellt. Natürlich gibt es Ausnahmen, aber wenn es um Kopfverletzungen geht, müssen wir besonders genau darauf achten, was wir sagen.

Mittenberg und Kollegen (1992) haben gezeigt, dass »imaginäre Konkussionen bei Kontrollgruppen zuverlässig mit der Erwartung verbunden sind, dass ein kohärentes Symptom-Cluster vorliegt, das praktisch mit jenem Post-Konkussionssyndrom identisch ist, über das Patienten mit Kopftraumata berichten«.

Literatur

Baglivi, G. (1704): The Practice of Physick Reduced to the Ancient Way of Observations. Zitiert in: J. P. McGovern a. J. A. Knight: Allergy and Human Emotions (1967). Springfield, IL (Thomas).

Beecher, H. K. (1956): Evidence for increased effectiveness of placebos with increased stress. *American Journal of Physiology* 187: 163–169.

Besnier, E. e. L. Brocq (1902): La pratique dermatologique, traité de dermatologie appliquée. Paris (Masson).

British Thoracic Society (1983): Comparison of four methods of smoking withdrawal in patients with smoking related diseases. *British Medical Journal* 286: 595–597.

Cheek, D. (1959): Unconscious perception of meaningful sounds during surgical anaesthesia as revealed under hypnosis. *American Journal of Clinical Hypnosis* 1: 101–103.

Chertok, L. (1982): Can Your Mind Control Your body? BBC-Dokumentarfilm.

Colloca, L., Sigaudo, M. a. F. Benedetti (2008): The role of learning in nocebo and placebo effects. *Pain* 136: 211–218.

Coué, E. (1905), in: R. Charpentier, L'Autosuggestion et son application pratique. Paris (Les Editions des Champs Elysées). [dt. (2007): Autosuggestion. Wie man die Herrschaft über sich selbst gewinnt. Die Kraft der Selbstbeeinflussung durch positives Denken. Zürich (Oesch).]

Cousins, N. (2008): Der Arzt in uns selbst. Wie sie ihre Selbstheilungskräfte aktivieren können. Darmstadt (Schirner).

Esdaile, J. (1850): Mesmerism in India, and its practical application in surgery and medicine. Longman, London. [Reprint (1976), New York (Arno).]

Evans, F. J. (1989): Paper presented at the 40th annual meeting of the Society for Clinical and Experimental Hypnosis, St. Louis, MO, Oct. 31–Nov. 5.

Ewin, D. M. (1977): Hypnosis to control the smoking habit. *Journal of Occupational Medicine* 19: 696–697.

Ewin, D. M. (1980): Constant pain syndrome: Its psychological meaning and cure using hypnoanalysis. In: W. J. Wain (ed.): Clinical Hypnosis in Medicine. Chicago and London (Year Book).

Ewin, D. M. (1983): Emergency room hypnosis for the burned patient. *American Journal of Clinical Hypnosis* 26: 5–8.

Ewin, D. M. (1987): Constant pain syndrome: Its psychological meaning and cure using hypnoanalysis. *Hypnos* XIV: 16–21.

Ewin, D. M. (1989): Letters from patients: Delayed response to hypnosis? *American Journal of Clinical Hypnosis* 32: 142–143.

Ewin, D. M. (1990): Hypnotic technique to recover sounds heard under anesthesia. In: B. Bonke, W. Fitch a. K. Millar (eds.): Memory and Awareness in Anaesthesia. Amsterdam (Swets & Zeitlinger).

Ewin, D. M. (1992): Hypnotherapy for warts (verruca vulgaris): 41 consecutive cases with 33 cures. *American Journal of Clinical Hypnosis* 35: 1–10.

Ewin, D. M. (1994): Many memories retrieved with hypnosis are accurate. *American Journal of Clinical Hypnosis* 36: 174–175.

Ewin, D. M. (1998): Editorial comment on Felt et al. *American Journal of Clinical Hypnosis* 41 (2): 138.

Ewin, D. M. a. B. N. Eimer (2006): Ideomotor Signals for Rapid Hypnoanalysis: A How-to Manual. Springfield, IL (Thomas).

Felt, B. L., H. Hall, K. Olness, W. Schmidt, D. Kohen, B. D. Berman, G. Broffman, D. Coury, G. French, A. Dattner a. M. H. Young (1998): Wart regression in children: Comparison of relaxation-imagery to topical treatment and equal time interventions. *American Journal of Clinical Hypnosis* 41: 130–138.

Freud, S. (1900): Die Traumdeutung. Gesammelte Werke II/III. Frankfurt a. M. (Fischer), 9. Aufl. 1996.]

Graham, C. a. F. J. Evans (1977): Hypnotizability and the deployment of waking attention. *Journal of Abnormal Psychology* 86: 631–638.

Heart of Healing (1992): *What You Become*. Dokumentation von *Noetic Sciences*, ausgestrahlt über TBS-Stationen.

Heath, G. H. (1996): Exploring the Mind-Brain Relationship. Baton Rouge, LO (Moran).

Kline, M. V. (1958): Freud and Hypnosis. New York (Julian Press).

Kluft, R. P. (2007): A Pragmatic Approach to Risk Reduction in the Clinic and the Workshop. (Presented at the 59th Annual Meeting of the Society for Clinical & Experimental Hypnosis. Anaheim, CA, Oct. 24).

Levinson, B. (1990): The states of awareness in anaesthesia in 1965. In: B. Bonke, W. Fitch a. K. Millar (ed.): Memory and Awareness in Anaesthesia. Amsterdam (Swets & Zeitlinger).

Mason, A. A. (1952): A case of congenital ichthyosiform erythrodermia of Brocq treated by hypnosis. *British Medical Journal* 23: 422–423.

Mason, A. A. (2007): Presentation at the annual meeting of the Society for Clinical and Experimental Hypnosis, Oct. 27, Anaheim, CA.

Mittenberg, W., D. V. DiGiulio, S. Perrin, a. A. E. Bass (1992): Symptoms following mild head trauma: Expectation as aetiology. *Journal of Neurology, Neurosurgery, and Psychiatry* 55: 200–204.

Orne, M. (1982): Hypnosis on Trial. BBC-Dokumentarfilm.

Osler, W. (1905): Aequanimitas: With other addresses to medical students, nurses, and practitioners of medicine. Philadelphia, PA (Blakiston's).

Peacock, S. M. (1954): Physiological responses to subcortical stimulation. In: R. G. Heath (ed.): Studies in Schizophrenia. Cambridge, MA (Harvard University Press), p. 235–248.

Pedersen, D. L. (1994): Cameral Analysis: A Method of Treating the Psychoneuroses Using Hypnosis. London (Routledge).

Rossi, E. L. (2007): Zwanzig Minuten Pause. Wie Sie seelischen und körperlichen Zusammenbruch verhindern können. Paderborn (Junfermann), 6. Auflage.

Sarbin, T. R. (2006): Hypnosis as a conversation: ›believed-in imaginings‹ revisited. *Contemporary Hypnosis* 14(4): 203–215

Selye, H. v. (1946): The general adaptation syndrome and the diseases of adaptation. *Journal of Clinical Endocrinology* 6: 117–230.

Servan-Schreiber, D. (2006): Die neue Medizin der Emotionen. Stress, Angst, Depression. Gesund werden ohne Medikamente. München (Goldmann).

Service, R. (1940): Collected Poems of Robert Service. New York (Dodd, Mead).

Tindle, H. A., N. A. Rigotti, R. B. Davis, E. M. Barbeau, I. Kawachi, a. S. Shiffman (2006): Cessation amongst smokers of »light« cigarettes: Results from the 2000 national health interview survey. *American Journal of Public Health* 96: 1498–1504.

Weinberger, N., P. Gold a. D. Sternberg (1984): Epinephrine enables Pavlovian fear conditioning under anesthesia. *Science* 223: 605–607.

Weitzenhoffer, A. (1957): General Techniques of Hypnotism. New York (Grune & Stratton).

Über den Autor

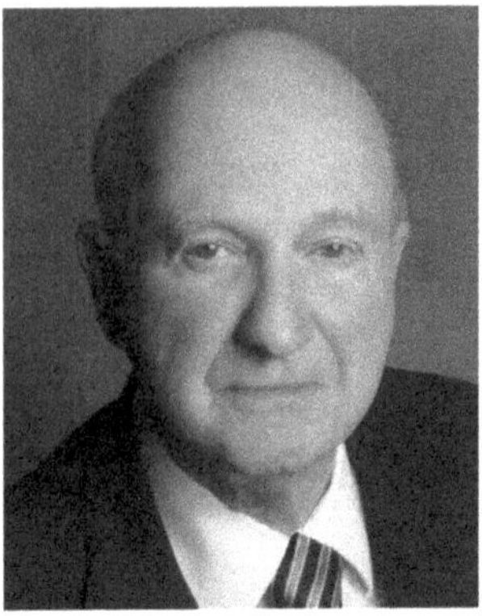

Dabney M. Ewin, MD, FACS, ABMH, ist Chirurg und Spezialist für Arbeitsmedizin. Zu Beginn seiner Laufbahn war er Werksarzt in einer Aluminiumfabrik und setzte Hypnose zunächst bei der Behandlung von Patienten mit schweren Verbrennungen ein. Später wurde sein Interesse an psychosomatischer Medizin geweckt, und er baute eine private Hypnosepraxis auf. Heute lehrt Ewin als klinischer Professor für Chirurgie und Psychiatrie an der Medical School der *Tulane University* und als klinischer Professor für Psychiatrie an der Medical School der *Louisiana State University.*

Ewin ist Träger des *Milton Erickson Award* der American Society of Clinical Hypnosis (ASCH), des *Roy Dorcas Award* der Society for Clinical and Experimental Hypnosis (SCEH) und des *Pierre Janet Award* der International Society of Hypnosis (ISH). Er hat zahlreiche Artikel über Hypnose publiziert und ist Koautor des Buchs *Ideomotor Signals for Rapid Hypnoanalysis: A How-to Manual.*